Gerhard Leibold · Hauterkrankungen

Konkrete Hilfe durch die Naturheilkunde

Dr. med. O. Buchinger/Dr. med. A. Buchinger
Das heilende Fasten
So stärken Sie Ihr Wohlbefinden durch die Buchinger-Fastenkur. 15. Auflage
ISBN 3-0350-5015-5

Dr. med. Harald Hosch
Gesund durch Entsäuerung
Das Säure-Basen-Gleichgewicht wiederherstellen und erhalten. 20. Auflage
ISBN 3-0350-5023-6

Nora Kircher
Purinarm leben
Praktischer Ernährungsratgeber bei Gicht – mit über 100 Rezepten. 7. Auflage
ISBN 3-0350-5016-3

Gerhard Leibold
Neurodermitis
Ganzheitstherapie für Körper und Seele.
Mit einem Geleitwort von Elke Ruge, Deutscher Neurodermitiker-Bund. 3. Auflage
ISBN 3-0350-5010-4

Gerhard Leibold
Schuppenflechte
Psoriasis: Ursachen, Symptome, ganzheitliche Behandlung.
Neuauflage in Vorbereitung (Frühjahr 2004)
ISBN 3-0350-5014-4

Manfred A. Ullrich
Colon-Hydro-Therapie
Chronische Kranheiten durch Darmsanierung heilen. 9. Auflage
ISBN 3-0350-5024-4

Manfred A. Ullrich
Nahrungsmittelallergien
Ursachen, Natuheilkundliche Behandlung, Ernährungsumstellung. 2. Auflage
ISBN 3-0350-5020-1

Gesundheit geht uns über alles:
Bücher von Oesch und Jopp in Ihrer Buchhandlung
Aktuelle Programm-Informationen unter:
www.joppverlag.ch

Gerhard Leibold

Hauterkrankungen

Symptome, Ursachen, erfolgreiche Naturheilverfahren

Alle Rechte vorbehalten
Nachdruck in jeder Form sowie die Wiedergabe
durch Fernsehen, Rundfunk, Film, Bild- und Tonträger,
die Speicherung und Verbreitung in elektronischen
Medien oder Benutzung für Vorträge, auch auszugsweise,
nur mit Genehmigung des Verlags.

1. Auflage 2003
Copyright © 2003 bei Oesch/Jopp Verlag, Zürich

Die Ratschläge in diesem Band sind von Autor und Verlag sorgfältig erwogen und geprüft;
dennoch kann eine Garantie nicht übernommen werden.
Eine Haftung des Autors bzw. des Verlags und seiner Beauftragten für Personen-,
Sach- und Vermögensschäden ist ausgeschlossen.

Umschlaggestaltung: Kreativ Design Aumann, Wiesbaden
Druck- und Bindung: Legoprint S.p.A., Lavis (TN)
Printed in Italy

ISBN 3-0350-5006-6

Gern senden wir Ihnen unser Verlagsverzeichnis:
Oesch Verlag, Jungholzstraße 28, 8050 Zürich
E-Mail: info@oeschverlag.ch
Telefax 0041 / 1 305 70 66 (CH: 01 / 305 70 66)

Unser Buchprogramm finden Sie im Internet unter:
www.joppverlag.ch

Inhaltsverzeichnis

Vorwort 9

Anatomie und Aufgaben der Haut 11
Die verschiedenen Hautgewebe 11
Schichten der Haut 12
Hautfarbe und -struktur 14
Schweiß- und Talgdrüsen 15
Haare und Nägel 18
Die Hauttypen 20
Vielfältige Aufgaben der Haut 21
   Ausscheidungsfunktionen 22
   Schutz- und Immunfunktionen 23
   Speicherfunktionen 25
   Sinnesfunktionen 25
Haut und Psyche 27

Vorbeugung von Hautleiden 30
Hautpflege von innen 30
   Kalorienbedarf 31
   Eiweißbedarf 32
   Fettbedarf 32
   Kohlenhydrate 33
   Getränke 33
   Vitamine und andere Vitalstoffe 34
Abhärtung und Bewegung 38
Sonnenbäder – nützlich und riskant 41
Äußere Hautpflege 43
   Schonende Reinigung 44
   Typgerechte Pflege 46

Normale Haut ... 46
Trockene Haut ... 47
Fettige Haut ... 48
Mischhaut ... 48
Haar- und Nagelpflege ... 49
Normales Haar ... 50
Fettiges Haar ... 50
Trockenes Haar ... 51
Schuppendes und ausfallendes Haar ... 51
Regelmäßige Nagelpflege ... 53
Dekorative Kosmetik ... 53

Krankheiten der Haut
– Ursachen, Symptome und Therapie – ... 55
Schädigungen der Haut ... 56
  Wunden, Verletzungen, Narbenwucherung ... 56
  Verbrennung – Sonnenbrand ... 58
  Erfrierung und Frostbeulen ... 60
  Hautwolf – Wundliegen ... 61
  Schwielen und Hühneraugen ... 63
Erbliche und konstitutionelle Hautleiden ... 64
  Neurodermitis ... 65
  Schuppenflechte ... 66
  Fischschuppenkrankheit ... 69
  Andere Erbkrankheiten ... 69
    Epidermolysis bullosa hereditaria ... 70
    Erythema exsudativa – Erythema nodosum ... 71
    Lichen pilaris – Lichen ruber planus ... 72
Durchblutungs- und Gefäßstörungen der Haut ... 74
  Arterielle und venöse Durchblutungsstörungen ... 74
  Feuermal und Blutschwamm ... 76
Bakterielle Infektionskrankheiten ... 77
  Abszeß ... 77
  Haarbalgentzündung, Furunkel, Karbunkel ... 78
  Bartflechte ... 79
  Schmutzgeschwüre – Faulecken ... 80
  Scharlach ... 82
  Wundrose ... 83
  Hauttuberkulose ... 84
Infektionen durch Pilze ... 86
  Hand- und Fußmykosen ... 87

Trichophytien – Pityriasis alba	89
Erythrasma und Erbgrind	90
Mikrosporie der Kopfhaut	91
Virusinfektionen der Haut	92
Herpes simplex	92
Windpocken – Gürtelrose	94
Warzen und Feigwarzen	98
Röteln – Masern	100
Allergische Hautleiden	103
Ausschlag – Nesselsucht	104
Ekzeme und Flechten	107
Photoallergische Reaktionen	109
Insektenstiche – Quincke-Ödem	111
Arzneiexanthem	113
Autoimmunkrankheiten der Haut	114
Dermatitis herpetiformis	115
Pemphigus vulgaris – Pemphigoid	116
Schmetterlingsflechte	117
Sklerodermie	118
Störungen der Schweiß- und Talgdrüsen	120
Vermehrtes Schwitzen	120
Überfunktion der Talgdrüsen	123
Akne vulgaris	125
Balggeschwulst	132
Kupferrose	133
Pigmentierungs- und Verhornungsanomalien	134
Muttermale und Sommersprossen	134
Entfärbung der Haut – Weißfleckenkrankheit	136
Verdickung der Hornhaut	138
Horngeschwulst – Hauthorn	139
Geschwülste der Haut	140
Gutartige Bindegewebs- und Fettgeschwülste	141
Krebskrankheiten der Haut	142
Warnzeichen und Vorstadien	142
Basaliom – Spinaliom	144
Melanom, der »schwarze Krebs«	145
Haar- und Nagelkrankheiten	146
Formen des Haarausfalls	147
Übermäßige Behaarung	151
Farb- und Formveränderungen der Nägel	154
Nagelbettentzündung und -eiterung	156

Nagelausfall – Krallennägel 159
Mykosen der Nägel 160

Register 163

Vorwort

Viele Menschen verstehen die Haut nur als eine Art »Sack«, in dem der Körper steckt. Dementsprechend wird die Pflege dieses Organs oft vernachlässigt, so lange es symptomlos funktioniert. Irgendwann rächt sich das aber doch, sei es unmittelbar durch Hautkrankheiten oder indirekt durch Störungen anderer Organe und Körperfunktionen, die mit der Haut in Wechselbeziehung stehen. Äußerlich sichtbare Hautschäden führen häufig auch noch zur psychischen Belastung.
Gerade heute benötigt die Haut besonders sorgfältige Pflege, denn sie wird erheblich strapaziert. Die verbreitete Fehlernährung, Mangel an Bewegung im Freien und immer noch viel zu oft die unvernünftigen Sonnenbäder schaffen bei vielen die Grundvoraussetzungen späterer Hautleiden.
Hinzu kommen eine Reihe weiterer ungünstiger Faktoren, insbesondere die allgegenwärtigen Schadstoffe aus der Umwelt, schließlich auch noch Streß, Hektik und Reizüberflutung des modernen Alltags, die indirekt die Hautfunktionen beeinträchtigen. Rund 18% der Bevölkerung in den westlichen Industrienationen leiden heute bereits an Hauterkrankungen. Wenn der Leidensdruck so groß wird, daß die Patienten einen Mediziner aufsuchen, beschränkt sich die übliche Therapie oft darauf, lediglich die Symptome zu unterdrücken. Das gelingt meist recht gut, beeinflußt aber kaum die eigentlichen Ursachen. Da sie fortbestehen, gehören Rückfälle nach scheinbarer Heilung zur Tagesordnung. Nicht selten »schlägt« eine medikamentös unterdrückte Hautkrankheit auch »nach innen«, verursacht also Erkrankungen innerer Organe. Das erklärt sich unter anderem aus der Bedeutung der Haut als Ausscheidungs- und Abwehrorgan.
Eine auf Dauer wirksame Therapie muß die Hautkrankheit ganzheitlich erfassen. Man darf sich nie damit begnügen, nur die Hautschäden zu diagnostizieren, sonst erkennt man die Grundursachen nicht. Vielmehr gilt es, den Patienten als körperlich-psychische Einheit zu verstehen, seine per-

sönlichen Lebensumstände zu analysieren, um auf diese Weise schließlich zur umfassenden Diagnose zu gelangen. Darauf baut dann die individuelle Ganzheitstherapie auf.

Diese »erweiterte« Medizin liegt diesem Buch zugrunde. Sie lernen zunächst Aufbau und Aufgaben der Haut und ihre Beziehungen zum Seelenleben kennen. Auf dieser Grundlage verstehen Sie anschließend besser, wie Hautleiden vorgebeugt werden kann. Im Hauptteil stellen wir die häufigsten Erkrankungen der Haut vor, zeigen Möglichkeiten und Chancen der Naturmedizin auf und leiten zur Selbsthilfe oder ergänzenden Behandlung durch natürliche Heilverfahren an.

Das alles setzt die Bereitschaft voraus, sich nicht nur passiv behandeln zu lassen, sondern aktiv bei der Therapie mitzuarbeiten, und Verhaltensfehler, die zu Hautleiden beitragen, grundlegend zu reformieren. Unter diesen Voraussetzungen wird dieses Buch zum verläßlichen Begleiter in gesunden und kranken Tagen.

Anatomie und Aufgaben der Haut

Die Haut, mit 1,5–2 m² Oberfläche das größte Organ des menschlichen Körpers, ist komplexer aufgebaut, als gemeinhin angenommen wird. Auch ihre Aufgaben werden oft unterschätzt, tatsächlich erfüllt sie zum Teil lebenswichtige Funktionen. Nach neueren Erkenntnissen wirkt die oft so stiefmütterlich vernachlässigte Haut sogar bei den lebenserhaltenden Abwehr- und Selbstheilungsregulationen mit.

1,5–2 m² Oberfläche

Aufgaben werden oft unterschätzt

Die verschiedenen Hautgewebe

Die Haut setzt sich aus 2 Gewebearten zusammen: Epithel- und Bindegewebe.
Als *Epithel* bezeichnet man Gewebe, das überwiegend aus einer oder mehreren Schichten platter, zylindrischer und kubischer Zellen besteht. Zwischen ihnen befindet sich kaum Zwischenzellsubstanz, auch Lymph- und Blutgefäße fehlen. Aus Epithel besteht die oberste Hautschicht, an deren Verhornung die Epithelzellen mitwirken. Ferner findet man dieses Gewebe in Schweiß-, Talgdrüsen und Haarbälgen, wo die Zellen mit für Schweiß-, Talgproduktion und Wachstum der Haare zuständig sind.
Weitaus mehr Raum als das Epithel nimmt in der Haut das *Bindegewebe* ein. Diese Gewebeart, die überall im Körper als Stützgewebe vorhanden ist, ent-

Epithelgewebe

Bindegewebe

Zwischenzellsubstanz

hält mehr Zwischenzellsubstanz als Zellen. Ihre Zellen sind durch feine Ausläufer miteinander verbunden und bilden zahlreiche Spalten und Hohlräume, in denen sich Körperflüssigkeiten befinden. Die Zwischenzellsubstanz enthält elastische, gitterartige und kollagene (leimbildende) Fasern, die dem Bindegewebe seine Festigkeit und Elastizität verleihen.
Anders als im Epithel sind auch Blut- und Lymphbahnen zur Versorgung der Haut im Bindegewebe vorhanden. Überwiegend befindet es sich in der Unter- und Lederhaut.

Schichten der Haut

3 Schichten

Betrachtet man die Haut im Querschnitt unter dem Mikroskop, lassen sich 3 Schichten unterscheiden: Unter-, Leder- und Oberhaut. Innerhalb dieser Schichten erkennt man zum Teil noch weitere Strukturen. Die einzelnen Schichten sind unterschiedlich aufgebaut und erfüllen verschiedene Funktionen.

Unterhaut

Die *Unterhaut* befindet sich auf den Muskelbinden (Faszien), die unter der Haut den größten Teil des Körpers schützen. Auf dieser Unterlage wird sie durch derbe Faserstränge befestigt. Sie besteht aus lockerem Bindegewebe mit traubenförmigen Fettzellen und zahlreichen Hohlräumen, in denen sich Körperflüssigkeit befindet. Das bestimmt die Spannkraft der Haut mit und schützt als Polster vor Gewalteinwirkung (wie Schlag, Stoß). Da die Unterhaut mit zunehmendem Alter weniger Flüssigkeit speichert, büßt die Haut an Elastizität ein. Die Fähigkeit der Fettzellen, in der Unterhaut Fett zu speichern, bestimmt die Körperform mit.

Unterschiedliche Beschaffenheit

In den verschiedenen Körperregionen ist die Unterhaut unterschiedlich beschaffen. An Hand- und Fußflächen ist Stützfett eingelagert, im lockeren Gewebe des Handrückens und der Nasenflügel befindet sich kaum Fett. Besonders viel Fett kann in Brust, Bauch,

Schichten der Haut

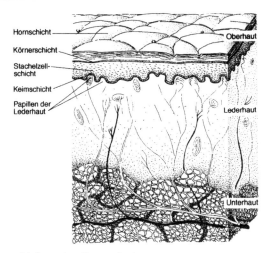

Hautschichten im Querschnitt

Oberschenkeln und Rücken gespeichert werden, überschüssiges Nahrungsfett wird hier als Reserve eingelagert.

Die *Lederhaut* besteht aus elastischen Fasern und fasrigem kollagenem Bindegewebe. Sie wird mehrere Millimeter stark. Die elastischen Strukturen sind zu Bündeln angeordnet und bestimmen die Spannkraft der Haut und die Anzahl der Falten mit. — Lederhaut

Mit der Keimschicht der Oberhaut steht die Lederhaut durch Fortsätze *(Papillen)* in Verbindung. Diese enthalten Blutgefäße, um die gefäßfreie Oberhaut zu versorgen. An den Fingerkuppen bilden die Papillen die bei jedem Menschen einmalig angeordneten Papillenmuster, die man als Fingerabdruck kennt. Sie verändern sich während des gesamten Lebens nicht und ermöglichen die genaue Identifizierung einer Person. — Papillen, Fingerabdruck

Die *Oberhaut* setzt sich aus mehrschichtigem Epithelgewebe zusammen. Im Mikroskop erkennt man, daß sie aus verschiedenen Schichten besteht. In der untersten *Keimschicht* findet die Zellteilung statt, außerdem enthält sie Pigmentkörnchen, welche die Hautfarbe mitbestimmen. Fasern fixieren die Keimschicht auf der Lederhaut. — Oberhaut, Keimschicht

Stachelzellenschicht	Die Zellen wandern in die *Stachelzellenschicht,* in der sich Spalten für Gewebsflüssigkeit befinden. Ein Netzwerk aus feinen Fasern in dieser Schicht sorgt für die elastische Festigkeit der Oberhaut. In der anschließenden *Körnerschicht* beginnt die Verhornung der Zellen.
Körnerschicht	
Hornschicht	Die oberste *Hornschicht* besteht nur noch aus vollständig verhornten, abgestorbenen Zellen, die als Schuppen ständig abgestoßen werden. Es dauert ungefähr 30 Tage, bis die Zellen aus der Keimschicht in die oberste Schicht gelangen.
Stärke der Oberhaut	Je nach Beanspruchung der verschiedenen Körperregionen wird die Oberhaut 0,5–1,2 mm stark.

Hautfarbe und -struktur

Hautfarbe	Die *Hautfarbe* hängt zum Teil von rassespezifischen und individuellen Anlagen ab. Die hellhäutige Rasse besitzt nur in der Keimschicht der Oberhaut die körnchenförmigen Pigmentzellen, bei dunkelhäutigen Rassen befinden sie sich auch in höheren Schichten. Die Anzahl der Pigmentzellen wird individuell vererbt, deshalb gibt es auch innerhalb der Rassen keine einheitliche Hautfarbe.
Bräunung der Haut	Die Bräunung der Haut beruht auf Reaktionen auf Sonnen-(UV-)strahlen, teilweise auch auf hormonellen Veränderungen. Dadurch wird in den Pigmentzellen die Bildung des Farbstoffs *Melanin* angeregt, der zur individuell unterschiedlich deutlichen Hautbräune führt. Melanin bestimmt außerdem die genetisch vorgegebene Haar- und Augenfarbe.
Melanin	
Durchblutungsverhältnisse spielen bei der Hautfarbe eine Rolle	Eine nicht zu unterschätzende Rolle bei der Hautfarbe spielen die Durchblutungsverhältnisse, denn das Blut in den oberflächlichen Gefäßen schimmert durch die Haut. Bei gesunden Menschen wirkt sie deshalb meist etwas rosig. Auffällige Blässe oder bläuliche Verfärbung kann auf Durchblutungsstörungen hinweisen, erklärt sich zum Teil aber auch aus der

Dicke und dem Pigmentgehalt der Oberhaut. Wenn die Hornschicht der Oberhaut abnorm verdickt ist und zu viel Hauttalg bildet, wirkt die Hautfarbe hellgrau oder gelblich-fahl.

Die *Hautstruktur* wird von Furchen, Falten, Poren und der Hautfelderung bestimmt. Diese richtet sich hauptsächlich nach dem Verlauf der Fasern in der Lederhaut und den Papillen. Die so gebildeten Felder werden von feinen Furchen umgeben, die in kleine Scheinporen auslaufen.

Hautstruktur

Ausgeprägtere Falten entstehen durch häufig wiederholte Bewegungen, insbesondere die Mimik des Gesichts, sowie durch Alterung der Haut oder Abmagerung mit Verlust von Fett in der Unterhaut. Echte Poren bilden die Mündungen der Hautdrüsengänge nach außen.

Entstehung der Falten

Hautfelder, Falten, Furchen und Poren erzeugen eine gröbere oder feinere Struktur der Haut. Überdies hängt sie noch vom Feuchtigkeitsgehalt der Hornschicht der Oberhaut ab, der normalerweise einen milchig-matten Schimmer und Lichtreflexe erzeugt. Auch die mit bloßem Auge nicht erkennbare feine Flaum-(Woll-)behaarung trägt durch ihren seidig-matten Glanz mit zur Hautstruktur bei.

Im Verlauf des Lebens verändern die natürlichen Altersprozesse die Struktur der Haut, insbesondere durch mehr Falten und Furchen. Diese Alterung der Haut läßt sich zwar nicht verhindern, sorgfältige Pflege kann sie aber verzögern. Die Haut bleibt dann länger elastisch und frisch, ihre Struktur erscheint feiner.

Alterung der Haut

Schweiß- und Talgdrüsen

Diese Drüsenarten bezeichnet man als »innere Anhangsgebilde« der Haut. Im Gegensatz zur Oberhaut, die sich ständig regeneriert, werden die Talg- und Schweißdrüsen nur einmal angelegt und nicht mehr neu gebildet.

Innere Anhangsgebilde der Haut

Anatomie und Aufgaben der Haut

Schweißdrüsen — *Schweißdrüsen* bestehen aus einem gewundenen Drüsenschlauch, der in der Unterhaut beginnt. Der Ausführungsgang der Drüse mündet mit einer Pore an der Hautoberfläche. Die Millionen Schweißdrüsen sind so klein, daß man sie mit bloßem Auge nicht wahrnimmt. Am dichtesten liegen sie an Stirn, Handflächen und Fußsohlen.

Schweiß — Der *Schweiß* wird ständig aus dem Gewebswasser gefiltert und über die Poren ausgeschieden. Überwiegend besteht er aus Wasser mit darin gelösten Salzen und Stoffwechselschlacken. Innerhalb von 24 Stunden werden ½–1 l Schweiß unmerklich verdunstet. Bei warmem Wetter, körperlicher Anstrengung oder Streß erhöht sich die Schweißabsonderung erheblich, in den Tropen können täglich bis zu 12 l Schweiß ausgeschieden werden.

Aufgabe der Schweißdrüsen: Regulierung der Körpertemperatur — Die Aufgabe der Schweißdrüsen besteht hauptsächlich in der Regulierung der Körpertemperatur. Wenn der Schweiß auf der Haut verdunstet, entsteht Kälte, die das Blut abkühlt. Deshalb nimmt bei Wärme und körperlicher Anstrengung die Schweißabsonderung zu, und die Hautgefäße erweitern sich, damit möglichst viel Blut durch Verdunstungskälte abgekühlt werden kann. Bei Kälte wird das Schwitzen vermindert, und die Hautgefäße verengen sich, das Blut konzentriert sich mehr im wärmeren Körperinnern.

Bei Fieber wird nicht vermehrt Schweiß abgesondert — Bei Fieber (grundsätzlich eine nützliche Abwehrreaktion) wird nicht vermehrt Schweiß abgesondert, die Körpertemperatur kann also nicht durch Verdunstungskälte gesenkt werden. Erst bei der Entfieberung kommt es häufig zum Schweißausbruch.

Ausscheiden von Schlacken und Giftstoffen über die Haut — Ferner spielt Schwitzen eine Rolle bei der Ausscheidung von Schlacken und Giftstoffen über die Haut. Behindert man es zu stark, bleiben die ausscheidungspflichtigen Stoffe zum Teil zu lange im Körper. Unter normalen Umständen kommt der Entschlackung und Entgiftung über die Haut keine so große Bedeutung zu, Nieren und Darm sorgen für ausreichende Ausscheidung. Erst wenn diese Organe (z. B. bei chronischer Darmträgheit) ihre Aufgaben nicht gut genug erfüllen, springt die Haut als Ausschei-

Schweiß- und Talgdrüsen

dungsorgan ein. Dadurch wird sie aber oft überfordert und reagiert mit Unreinheiten und Entzündungen auf die erhöhten Anforderungen.
Außer den kleinen Schweißdrüsen gibt es noch die größeren *Duftdrüsen*, die hormonell gesteuert werden. Ihre Funktionen beginnen erst in der Pubertät, weil sie von Sexualhormonen beeinflußt werden. Hauptsächlich befinden sie sich in den Achselhöhlen, in der Genitalgegend und am Nabel. Sie mischen ihrem Sekret einen Teil ihrer eigenen Substanz bei und dienen in erster Linie der unbewußten Anlockung des anderen Geschlechts. Bei Männern gleichen die Sexualduftstoffe aus diesen Drüsen denen des Ebers.
Talgdrüsen kommen am ganzen Körper vor, ausgenommen Handflächen und Fußsohlen; die größten befinden sich am Rücken. Fast immer sind sie mit Haarfollikeln verbunden und befinden sich in der Lederhaut nahe bei einem Haarbalgmuskel. Wenn dieser Muskel sich zusammenzieht, wird Talg durch den Haarbalg an die Hautoberfläche befördert, um sie zu schützen (vor allem vor Austrocknung).
Talg entsteht durch Verfettung der Drüsenzellen, die dabei absterben und durch neue ersetzt werden. Dieser Vorgang läuft gleichmäßig ab, kann jedoch durch

Duftdrüsen

Vorkommen

Talgdrüsen

Talg

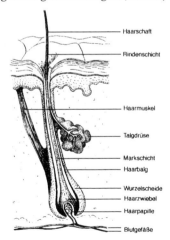

Talgdrüse mit Haar

Anatomie und Aufgaben der Haut

Zu reichliche Talgproduktion während der Pubertät

seelisch-nervöse und hormonelle Einflüsse gestört werden. Dann kommt es zur übermäßigen oder ungenügenden Talgproduktion. Insbesondere während der Pubertät verursachen die hormonellen Umstellungen oft zu reichliche Talgproduktion mit Akne, die sich nach der Pubertät in der Regel wieder normalisiert. Der Talg besteht überwiegend aus Neutralfett, freien Fettsäuren, Cholesterin und wachsartigen Fettstoffen.

Haare und Nägel

Äußere Anhangsgebilde

Haare bedecken den ganzen Körper

Haarfarbe

Ergrauen der Haare im Alter

Kopfhaare

Schaft und Wurzel

Diese »äußeren Anhangsgebilde« der Haut prägen das Erscheinungsbild mit und schützen die Haut. Die *Haare* bedecken den gesamten Körper, ausgenommen Handflächen und Fußsohlen. Auch scheinbar unbehaarte Hautregionen tragen sehr kurze, dünne Woll-(Flaum-)haare, die nicht wahrnehmbar sind. Die Farbe des Haars richtet sich nach dem anlagebedingten Gehalt an dem Farbstoff Melanin. Dem Ergrauen der Haare im Alter liegt verminderte Farbstoffbildung und Einlagerung von Luftbläschen zugrunde, das manchmal beobachtete plötzliche Ergrauen nach einem Schock kann noch nicht genau erklärt werden.
Am längsten (bis über 1 m) und stärksten werden die Kopfhaare, die erst nach Jahren ausfallen. Andere Haare, wie Wimpern und Augenbrauen, bleiben kurz und gehen bereits nach einigen Wochen bis Monaten aus. Längere Haare sind glatt, gewellt oder kraus, je nach Erbanlagen und Rassenzugehörigkeit.
Ein Teil der sichtbaren Körperbehaarung, insbesondere Achsel-, Schamhaare, Bart, Haare an Brust, Rücken und Beinen, im äußeren Gehörgang und in der Nase, bilden sich erst während der hormonellen Veränderungen in der Pubertät aus, weil die Flaumhaare dann durch stärkeres Haar ersetzt werden.
Man unterscheidet am Haar den äußerlich sichtbaren Schaft und die schräg in der Haut befindliche Wurzel.

Haare und Nägel

Die Schrägstellung des Haars ist in jeder Körperregion unterschiedlich. In der Oberhaut wird das Haar von der Wurzelscheide, in der Lederhaut vom Haarbalg umschlossen. Am unteren Ende der Wurzel sitzt die Haarzwiebel, die von einer Papille der Lederhaut mit Blut versorgt wird.

Durch Teilung der unverhornten Zellen der Haarzwiebel wächst das Haar nach oben. Je weiter die Zellen nach oben außen gelangen, desto stärker verhornen sie. Diese Verhornung breitet sich von unten nach oben und von innen nach außen aus, nur starke Haare besitzen im Schaft noch eine unvollständig verhornte Markschicht.

Wachstum der Haare

Verhornung

Das innere Haarmark dient lediglich als Füll- und Stützmaterial. Darüber befindet sich die Rinde aus verhornten Zellen. Ihre Hornplättchen sind dachziegelartig angeordnet, die feinen Ränder weisen zur Haarspitze; wenn man von der Haarspitze Richtung Kopfhaut streicht, spürt man deshalb den leichten Widerstand der Hornplättchen.

Die meisten Haarwurzeln sind mit Talgdrüsen und Haarbalgmuskeln verbunden. Außerdem stehen sie mit Nervenenden in Beziehung, können also Sinneseindrücke weiterleiten. Die Talgdrüsen sitzen in einer Art Dreieck, das von der Unterseite der Oberhaut, dem Haarbalgmuskel und der Haarwurzel gebildet wird. Der Muskel preßt den Talg durch den Haarbalg an die Hautoberfläche. Da Hand- und Fußflächen unbehaart sind, befinden sich hier auch keine Talgdrüsen. In den anderen Hautregionen, auch den scheinbar unbehaarten, enthält 1 cm² Haut ungefähr 20 Talgdrüsen.

Die meisten Haarwurzeln sind mit Talgdrüsen verbunden

Die *Nägel* befinden sich an den Finger- und Zehenenden, um diese zu schützen. Der stark verhornte Nagel liegt auf dem Nagelbett, das durch Fasern am Knochen befestigt ist. Seitlich ruht der Nagel im Falz des Nagelwalls, hinten in der Nagelasche. Die mehr oder minder deutlich ausgeprägte halbmondförmige weißliche Verfärbung des hinteren Nagelteils erklärt sich aus Zellen mit Lufteinschlüssen.

Nägel

Anatomie und Aufgaben der Haut

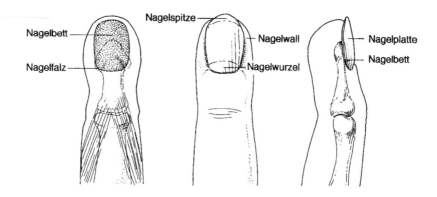

Nagelaufbau (schematisch)

Wachstum des Nagels In der Nageltasche steckt die Nagelwurzel mit unverhornten Zelle. Das Wachstum des Nagels erfolgt durch Teilung dieser nicht verhornten Zellen; dadurch wächst er täglich um 0,15–0,4 mm. Je weiter er nach vorne gelangt, desto stärker verhornen die Zellen. Es dauert ungefähr 6 Monate, bis die Zellen aus der Nageltasche die Finger- und Zehenenden erreichen.

Die Hauttypen

Fett-Feuchtigkeits-Gehalt der Haut

Der persönliche Hauttyp richtet sich hauptsächlich nach dem Fett-Feuchtigkeits-Gehalt der Haut. Er läßt sich einfach ermitteln, wenn man einen Spiegel oder ein Blatt Seidenpapier leicht gegen die Haut drückt. Das hinterläßt einen Abdruck, an dem man erkennt, ob man normale, trockene, zu fette oder Mischhaut besitzt.

Normale Haut

Bei *normaler Haut* bleibt ein gleichmäßiger schwacher Abdruck zurück. Sie ist gut durchblutet, erscheint frisch und elastisch, ihr Fett-Feuchtigkeits-Gehalt ist gleichmäßig verteilt. Wenn man mit dem Finger darauf drückt, bleibt die Druckstelle nur kurz sichtbar.

Die *Mischhaut* enthält trockene und fettige Zonen, die man am Abdruck deutlich erkennt. Um Fett und Feuchtigkeit gleichmäßiger zu verteilen, benötigt man Spreitmittel, die in speziellen Pflegemitteln für diesen Hauttyp enthalten sind.

Zu *trockene Haut* wirkt sehr fein und altert frühzeitig, weil sie zu wenig Fett und Feuchtigkeit enthält. Beim Test bleibt kaum ein Abdruck zurück. Drückt man mit dem Finger auf die Haut, besteht die sichtbare Druckstelle noch längere Zeit.

Bei *fettiger Haut* fallen meist die groben Poren auf, infolge der oft schlechten Durchblutung wirkt sie häufig gräulich. Beim Test, der etwa 1 Stunde nach der Hautreinigung durchgeführt wird, hinterläßt sie einen deutlichen Fettabdruck, denn die Talgdrüsen sondern zu reichlich Fett ab. Das begünstigt Unreinheiten und Entzündungen. Die Entfettung muß aber schonend erfolgen; wenn man zu viel Fett entfernt, regt das die Talgdrüsen zur kompensatorisch vermehrten Talgabsonderung an.

Vom persönlichen Hauttyp hängt die individuell richtige Pflege entscheidend ab. Normale Haut erfordert naturgemäß eine andere Pflege als fettige, zu trockene oder Mischhaut. Das muß bei der Auswahl der Pflegemittel berücksichtigt werden, sonst schädigt man die Haut unter Umständen zusätzlich. Hilfe bei der Auswahl der individuell richtigen Pflegemittel bietet das Fachpersonal im Kosmetikgeschäft, zum Teil auch im Reformhaus oder in der Apotheke. Bei Krankheiten der Haut entscheidet der Therapeut, welche Pflegemittel angezeigt sind.

Seitennotizen: Mischhaut / Trockene Haut / Fettige Haut / Individuell richtige Pflege

Vielfältige Aufgaben der Haut

Als selbständiges Organ erfüllt die Haut verschiedene, zum Teil lebenswichtige Funktionen. Deshalb dient die Pflege nicht allein dem Aussehen, sondern gehört zur ganzheitlichen Gesundheitsvorsorge.

Ausscheidungsfunktionen

Ausscheidung von Schlacken und Giftstoffen

Mit dem ständigen unmerklichen Schwitzen, erst recht natürlich bei einem stärkeren Schweißausbruch, erfolgt über die Haut die Ausscheidung von Schlacken und Giftstoffen, die vor allem bei den Stoffwechselprozessen entstehen.

Wenn die großen Ausscheidungsorgane Darm und Nieren gut funktionieren, kommt der Hautausscheidung keine nennenswerte Bedeutung zu, sie entlastet dann lediglich die anderen Organe. Bestehen jedoch Störungen der Darm- oder Nierenfunktionen, ist die Haut in der Lage, einen Teil der Ausscheidung zu übernehmen. Das ersetzt Darm und Nieren nicht vollwertig, kann aber lebensbedrohliche Zustände verzögern.

Heute muß auch noch berücksichtigt werden, daß die übliche Fehlernährung und die Belastung mit allgegenwärtigen Schadstoffen in der Umwelt die eigentlichen Ausscheidungsorgane oft überfordert. Auch dann muß die Haut einspringen, um die anderen

Die Haut wird häufig überanstrengt

Organe zu unterstützen. Dabei wird sie häufig ebenfalls überanstrengt, als Folgen drohen chronische Unreinheiten und Entzündungen. Sie müssen stets als Anzeichen einer Störung oder Erkrankung verstanden werden, zum Beispiel chronische Darmträgheit, Nieren- oder Leberschwäche. Durch fachliche Untersuchung können solche Ursachen frühzeitig erkannt und gezielt behandelt werden. Nicht selten erfordert die unreine Haut auch eine grundlegende Reform der üblichen falschen Ernährungs- und Lebensgewohnheiten, damit künftig weniger Schlacken und Giftstoffe entstehen.

> Unter diesem Aspekt sind chronische Unreinheiten und Entzündungen der Haut, so stark sie psychisch auch belasten mögen, sogar nützlich als Frühwarnzeichen. Wenn man sie nicht auf die leichte Schulter nimmt, lassen sich viele Erkrankungen noch verhüten.

Schutz- und Immunfunktionen

Die Schutzfunktionen der Haut kennt man seit langem. Erst in den 8oer Jahren des 20. Jahrhunderts wies man in den USA nach, daß sie auch eine Rolle bei den Abwehr- und Selbstheilungsmechanismen spielt. Bei uns ist das bisher noch viel zu wenig bekannt.

<small>Spielt eine Rolle bei Abwehr- und Selbstheilungsmechanismen</small>

Eine Schutzfunktion der Haut besteht darin, äußere Gewalteinwirkung abzufangen, um Schäden im tieferen Gewebe zu verhüten. Diese Aufgabe nehmen vor allem Leder- und Unterhaut wahr, die mechanische Schädigung wie Puffer mildern. Wenn es durch die Gewalteinwirkung zu offenen Verletzungen kommt, reagiert die Haut darauf zunächst mit Verengung der Gefäße, um größere Blutverluste zu verhüten; austretendes Blutwasser bildet eine Kruste zum vorläufigen Verschluß der Verletzung. Die Heilung erfolgt dann durch Bildung von neuem Gewebe zur Vernarbung der Wunde.

<small>Äußere Gewalteinwirkung abfangen</small>

<small>Offene Verletzungen</small>

Eine besondere Situation besteht, wenn äußere mechanische Reize ständig auf die Haut einwirken. Dann verdickt sich die Hornschicht der betroffenen Oberhaut, es entstehen Hornhaut und Schwielen, die vor weiterer mechanischer Schädigung schützen. In solchen Fällen nützt es naturgemäß wenig, diese Verhornungen immer wieder zu entfernen, das beraubt die Haut nur ihres Schutzes. Erst wenn die mechanische Schädigung ausgeschlossen wird, kann sich die Haut wieder normalisieren.

<small>Hornhaut und Schwielen</small>

Auch der Strahlenschutz gehört zu den Hautfunktionen. Radioaktive Strahlung kann sie zwar nicht abwehren, wohl aber Wärme- und UV-Strahlen. Als Reaktion auf Sonnenlicht oder UV-Bestrahlung wird in den Pigmentzellen der Keimschicht vermehrt Melanin gebildet; die damit verbundene Bräunung der Oberhaut wirkt wie ein Filter, der die tieferen Hautschichten vor der Strahlung schützt. Kommt es häufiger zur UV-Schädigung der Haut, kann sich die Hornschicht sogar verdicken (Lichtschwiele), um das Gewebe darunter besser zu schützen.

<small>Strahlenschutz</small>

<small>Melanin</small>

Vielfältige Aufgaben der Haut

Stärkere Hitze zerstört auch tiefere Hautschichten

Schutz vor Krankheitserregern

Säureschutz wird durch falsche Hautreinigung geschädigt

Haut wirkt bei der Reifung von Abwehrzellen mit

Durch Wärmestrahlung erweitern sich die Hautgefäße stark, um die Hitze abzuleiten. Das gelingt aber nur bei relativ geringer Erwärmung. Stärkere Hitze zerstört auch tiefere Hautschichten (Verbrennung); dabei wird Wärmeenergie verbraucht und das Gewebe unter der Haut geschützt. In schweren Fällen brennt die Haut regelrecht durch, dann treten auch tiefere Gewebsschäden ein.

Schließlich schützt die Haut noch vor vielen Krankheitserregern, die sich ständig darauf ansiedeln. Das erfolgt vor allem durch Säuren, die auf der Haut ein saures, für viele Erreger lebensfeindliches Milieu schaffen. Überdies leben auf der Haut nützliche Bakterien (Hautflora), die Pilze und andere Erreger abwehren. Der Säureschutz und die Hautflora werden oft durch falsche (übertriebene) Hautreinigung geschädigt, dann kann die Haut ihre Schutzfunktionen nicht mehr erfüllen.

Die eingangs erwähnten Untersuchungen in den USA ergaben, daß die Haut nicht nur die bisherigen Schutzfunktionen wahrnimmt, sondern außerdem bei der Reifung von Abwehrzellen mitwirkt. Diese T-Lymphozyten sind maßgeblich an der Produktion von Antikörpern gegen Krankheitserreger und entartete Zellen beteiligt und regulieren das Immunsystem insgesamt. So wird die Haut Teil des körpereigenen Abwehr- und Selbstheilungssystems, von ihrer Funktionsfähigkeit hängt die »Schlagkraft« des Immunsystems mit ab.

Bisher ist noch nicht genau geklärt, ob und wie man die Immunfunktionen der Haut pflegen und aktivieren kann. Wahrscheinlich trägt die richtige Hautpflege mit zur Stärkung der Immunfunktionen bei, während Erkrankungen der Haut vielleicht die Abwehrkräfte schwächen. Das muß noch genauer erforscht werden, ehe praktische Empfehlungen möglich sind.

Speicherfunktionen

Die Haut als größtes Organ des Körpers enthält zahlreiche Blutgefäße, in denen bis zu $1/5$ der gesamten Blutmenge gespeichert werden kann. Daher spielt sie eine wichtige Rolle bei der Blutverteilung im Körper. Wenn sich zum Beispiel die Gefäße unter Streß verengen, kann die Haut das »überschüssige« Blut aufnehmen und speichern, bis sich die Durchblutung wieder normalisiert. Bei Blutverlusten (Verletzungen) gibt der Speicher in der Haut seine Blutreserven frei, um das Gefäßsystem wieder zu füllen und den akut lebensbedrohlichen Schock möglichst zu verhüten. Darüber hinaus ist die Speicherfunktion der Haut wichtig bei der Regulierung der stets annähernd gleich bleibenden Körpertemperatur. Bei Hitze erweitern sich die Hautgefäße und nehmen viel Blut auf, damit es durch die Verdunstungskälte des Schweißes abgekühlt wird. Umgekehrt verengen sich die Hautgefäße bei Kälte, die Blutspeicher entleeren sich ins Körperinnere, um eine rasche Abkühlung zu vermeiden. Diese Speicherung oder Abgabe von Blut in/aus den Hautdepots wird durch Temperaturfühler im Gehirn zentral gesteuert.

Die Haut enthält zahlreiche Blutgefäße

Wichtige Rolle bei der Blutverteilung im Körper

Regulierung der Körpertemperatur

Sinnesfunktionen

Die Haut gilt auch als das größte Sinnesorgan des Körpers. Zuständig ist sie für die »niederen« Sinne, also Temperatur-, Tast- und Schmerzempfindung. Diese Sinneseindrücke werden durch spezielle Rezeptoren (Empfangsorgane) und freie Nervenenden vermittelt. Der *Temperatursinn* der Haut besteht aus Rezeptoren für Kälte und Wärme. In $1\,cm^2$ Haut befinden sich durchschnittlich 10 Kälte- und 2 Wärmerezeptoren; letztere bezeichnet man auch als *Krause-Endkolben*. Sie registrieren die Temperaturverhältnisse und melden ihre Empfindungen ans Gehirn, wo sie bewußt wahrgenommen und zweckmäßig beantwortet werden können.

Größtes Sinnesorgan des Körpers

Temperatursinn

Krause-Endkolben

Vielfältige Aufgaben der Haut

Temperatur-empfindung

Die Temperaturempfindung wird auch noch von der Wärmeleitfähigkeit der Haut und ihrer Umgebung sowie vom Temperaturunterschied zwischen Hautoberfläche und Umwelt bestimmt. Bei durch Fieber oder Reizungen erhöhter Hauttemperatur stellt sich schneller ein Kältegefühl ein. Da die Wärmeleitfähigkeit entscheidend von der Feuchtigkeit abhängt, registriert man trockene Wärme und Kälte angenehmer als schwüle Hitze und feuchte Kälte.

Nur die Haut verfügt über einen Temperatursinn, in den tieferen Organen befinden sich keine Kälte- und Wärmerezeptoren. Daher kommt es unter Umständen (etwa bei Bestrahlungen) zu inneren Verbrennungen, wenn die Haut die einwirkende Wärme noch verträgt, die inneren Organe aber unbemerkt bereits geschädigt werden.

Tastsinn

Der *Tastsinn* informiert uns auch in völliger Dunkelheit über Eigenschaften der betasteten Objekte, wie rund oder eckig, glatt oder rauh, hart oder weich, fest oder flüssig. Dafür befinden sich Tastpunkte auf der Haut, und zwar auf den Lippen und der Zunge besonders reichlich, und Tastkörperchen in der Haut.

Vater-Paccini-Tastkörperchen

Meissner-Tastkörperchen

Es gibt die *Vater-Paccini-Tastkörperchen* für gröbere Empfindungen und die *Meissner-Tastkörperchen* für feinere Tasteindrücke. Ihre Anzahl hängt von der Behaarung ab; in 1 cm² unbehaarter Haut kommen bis zu 100 Tastkörperchen vor, in der behaarten Haut nur etwa 25 dieser Rezeptoren.

Am Tag und bei Beleuchtung spielt der Tastsinn keine so wichtige Rolle, dann nimmt man die Eigenschaften von Objekten überwiegend mit den Augen wahr. Bei Dunkelheit dagegen ermöglicht der Tastsinn wenigstens eine notdürftige Orientierung im Raum.

Schmerzsinn

Der *Schmerzsinn* besitzt keine speziellen Rezeptoren, die schmerzleitenden Nerven enden frei in der Haut und in anderen Geweben. In der Haut kommen sie besonders dicht vor, damit schädliche äußere Einflüsse so rasch wie möglich erkannt und zweckmäßige Reaktionen dagegen eingeleitet werden, ehe größere Schäden entstehen.

Die Enden der Schmerznerven reagieren übrigens nicht unmittelbar auf die Schädigung, sondern erst auf die biochemischen Veränderungen, die dadurch eintreten.

In den Schmerznerven wird der Schmerzreiz weiter zum zentralen Nervensystem geleitet, wo er als Schmerz wahrgenommen wird. Er provoziert den Fluchtreflex, etwa das Zurückzucken des Fußes, wenn man in einen spitzen oder scharfen Gegenstand tritt. Außerdem reizt der Schmerz den Sympathikusanteil des vegetativen Nervensystems, es kommt zu beschleunigtem Puls, schwankendem Blutdruck, Erweiterung der Pupillen und Schweißausbruch. Schlimmstenfalls droht ein Schockzustand, der die Schmerzwahrnehmung unterschiedlich lang blockieren kann. *Schmerz*

Die Haut ist also ein erstaunlich vielseitiges Organ, das direkt oder indirekt an lebenswichtigen Funktionen mitwirkt. Die Wechselbeziehung, in der sie mit dem übrigen Körper steht, führt nicht nur dazu, daß Störungen des Organismus die Haut in Mitleidenschaft ziehen, umgekehrt können auch Hautleiden zu anderen Schäden (z. B. Immunschwäche) beitragen. Das verdeutlicht eindringlich, daß die Haut mehr Beachtung bei der Gesundheitsvorsorge verdient. *Die Haut ist ein erstaunlich vielseitiges Organ*

Haut und Psyche

Eine enge Beziehung besteht auch zwischen Haut und Seelenleben. Einerseits kann die Haut auf psychische Störungen mit Krankheiten reagieren, die dem erfahrenen Beobachter Hinweise auf die seelische Situation des Betroffenen geben. Anderseits wirkt der Zustand der Haut indirekt auf das Seelenleben, kann zum Beispiel Unsicherheit und Hemmungen erzeugen. Diese Zusammenhänge lassen sich zwar noch nicht restlos erklären, sie stehen aber außer jedem Zweifel. *Die Haut reagiert auf psychische Störungen mit Krankheiten*

Zustand der Haut wirkt auf das Seelenleben

Die »Brücke« zwischen Haut und Psyche bildet wahrscheinlich das vegetative Nervensystem, das unter anderem für die Regulation der Hautgefäße, Schweiß- und Talgabsonderung zuständig ist.
Typische Beispiele für die Wechselbeziehungen zwischen Haut und Seelenleben sind Erröten und Erblassen.

Erröten

Das *Erröten,* meist Folge von Verlegenheit, Scham oder Wut, entsteht durch Erweiterung der Hautgefäße mit vermehrter Durchblutung, die als Rötung sichtbar wird. Das läßt sich unschwer aus der Gefäßregulation durch das vegetative Nervensystem erklären, das die entsprechenden Befehle aus Zentren im Gehirn erhält, die auch für psychische Vorgänge mitverantwortlich sind.

Erblassen

Beim *Erblassen,* das oft durch einen Schreck verursacht wird, verengen sich die Hautgefäße unter dem Einfluß des vegetativen Nervensystems, die Durchblutung wird vermindert und die Haut erscheint blaß.

Auch der umgekehrte Vorgang läßt sich meist leicht nachvollziehen. Wer zum Beispiel an chronisch unreiner Haut oder Schuppenflechte an sichtbaren Hautpartien leidet, fühlt sich verständlicherweise nicht »wohl in seiner Haut«. Die von der Mitwelt wahrnehmbaren Hautveränderungen, zum Teil auch noch die Abwehrreaktionen der Mitmenschen darauf, führen leicht zur Verunsicherung und Hemmung. Man fühlt sich wegen des Hautleidens nicht angenommen und neigt vielleicht dazu, sich von den anderen zurückzuziehen; das kann in völliger Vereinsamung enden.

Natürlich hängt das aber auch von der Persönlichkeit ab.

Selbstwertgefühl und Selbstsicherheit

Wer über genügend Selbstwertgefühl und Selbstsicherheit verfügt, wird sich durch die sichtbaren Hautveränderungen nicht verunsichern lassen, sondern kann unbefangen mit den anderen umgehen. Oft werden dann auch die Mitmenschen in der Lage sein, den Betroffenen trotz seines Hautleidens zu akzeptieren. Besonders kompliziert wird es, wenn psychisch mitverursachte Hautsymptome und gleichzeitig dadurch ausgelöste psychische Probleme bestehen. Das kann

Akne

zum Beispiel bei *Akne* der Fall sein. Die übermäßige

Talgproduktion, die zu Unreinheiten, Entzündungen und Eiterungen führt, erklärt sich zum Teil aus den hormonellen Veränderungen während der Pubertät. Teils spielen dabei aber auch psychische Reaktionen auf den einschneidenden Wandel des Lebens beim Übergang ins Erwachsenenalter eine Rolle. Umgekehrt belasten die Symptome der Akne psychisch stark, insbesondere bei den Beziehungen zum anderen Geschlecht, die während der Pubertät eingeübt werden sollen. Da die Seelenlage ohnehin schon instabil ist, wirken die Aknesymptome besonders gravierend auf die Psyche, können Unsicherheit und Hemmungen deutlich verschlimmern. Diese problematische Wechselbeziehung stellt unter Umständen die Weichen für das ganze weitere Leben falsch.

Problematische Wechselbeziehung

Diese Beispiele mögen genügen, um das Zusammenspiel von Haut und Psyche zu veranschaulichen. Freilich muß man sich hüten, gleich bei jedem Pickel nach einer seelischen Ursachen zu fahnden, es gibt auch Hautsymptome ohne erkennbare Beziehung zum Seelenleben. Das läßt sich immer nur im Einzelfall beurteilen, jede Verallgemeinerung führt zu Vorurteilen.

> Aber man darf eben die psychosomatische Komponente nicht außer acht lassen, insbesondere bei hartnäckigen oder häufig wiederkehrenden Hauterkrankungen mit entsprechendem Verhalten. Das erfordert viel Erfahrung und kann nur vom Therapeuten zuverlässig beurteilt werden.

Vorbeugung von Hautleiden

Die Haut muß gepflegt werden

Die Haut als lebenswichtiges Organ muß im Rahmen der Gesundheitsvorsorge ebenso wie alle anderen Organe und Körperfunktionen gepflegt und gestärkt werden. Das schützt sie am besten vor Krankheiten, erhält ihre Funktionsfähigkeit und trägt indirekt auch zur Vorbeugung von Gesundheitsstörungen allgemein bei. Allerdings darf die Pflege sich nicht auf die üblichen äußerlichen Anwendungen beschränken, Hautpflege erfordert auch (besonders) Maßnahmen, die von innen her wirken. Nur unter dieser Voraussetzung erzielt man eine optimale ganzheitliche Wirkung.

Hautpflege von innen

Nähr- und Vitalstoffe

Die Haut wird in erster Linie von innen her mit Nähr- und Vitalstoffen versorgt, die sie für ihre Funktionen und Regeneration benötigt. Gleichzeitig muß sie regelmäßig entschlackt und entgiftet werden. Das

Vollwertige Ernährung

alles erzielt man durch vollwertige Ernährung, die bei Bedarf durch zusätzliche Zufuhr von Vitalstoffen ergänzt wird. Die übliche Zivilisationskost dagegen provoziert häufig Unreinheiten, Entzündungen und andere Hautsymptome.

Zur Ernährung gibt es genügend einschlägige Ratgeber, wir können hier nur die Grundregeln der Vollwertkost darstellen. Wer sich zur Reform falscher Ernährungsgewohnheiten »durchringt«, benötigt diese ausführliche Literatur mit Rezepten und Speiseplänen, damit die Ernährung nicht nur gesund, sondern auch abwechslungsreich und wohlschmeckend gestaltet werden kann. Die folgenden Grundregeln veranschaulichen, worauf es bei dieser Hautpflege von innen besonders ankommt.

Kalorienbedarf

Nach praktischer Erfahrung scheinen übergewichtige Menschen häufiger an Hautkrankheiten zu leiden, vermutlich als Folge ihrer falschen Ernährungsgewohnheiten. Zur Hautpflege gehört deshalb, zu reichliche Kalorienzufuhr zu verringern und bereits bestehendes Übergewicht zu normalisieren. *(Übergewichtige leiden häufiger an Hautkrankheiten)*

Der Organismus benötigt heute keine 3000 und mehr Kalorien am Tag, die in der üblichen Zivilisationskost häufig enthalten sind. Im allgemeinen kommt man mit 2100–2500 Kalorien täglich aus, lediglich bei körperlich anstrengenden Berufen oder überdurchschnittlicher sportlicher Betätigung erhöht sich der Kalorienbedarf. Die Einschränkung der Kalorienzufuhr erreicht man, indem vor allem auf ungesunde Kalorienträger (wie Süßigkeiten) verzichtet und mit Fett sparsam umgegangen wird. *(2100–2500 Kalorien täglich)*

Überdies empfiehlt sich, die tägliche Nahrungsmenge auf 3 größere und 2 kleinere Mahlzeiten über den Tag zu verteilen. Nach praktischer Erfahrung beugt man auf diese Weise dem Übergewicht zuverlässiger vor, als wenn die gleiche Kalorienmenge mit den üblichen 3 großen Hauptmahlzeiten zugeführt wird. *(3 größere und 2 kleinere Mahlzeiten täglich)*

Reduzierung der Kalorienzufuhr allein bedeutet aber nicht zwangsläufig gesündere Ernährung. Entscheidend kommt es darauf an, daß man Nähr- und Vitalstoffe im richtigen Verhältnis zueinander verzehrt.

Hautpflege von innen

Eiweißbedarf

Bedarf an Eiweiß

Eiweiß trägt vor allem zur Funktionsfähigkeit und Regeneration der Haut bei. Allerdings benötigt man längst nicht so viel Eiweiß, wie lange angenommen wurde und zum Teil heute noch empfohlen wird. Bei normaler Beanspruchung führt man täglich 0,6–0,7 g Eiweiß je kg Körpergewicht zu. Bei erhöhter Belastung, zum Beispiel Wachstum, Schwangerschaft, bei überdurchschnittlicher körperlicher Leistung sowie mit zunehmendem Alter erhöht sich der Eiweißbedarf auf 0,8–0,9 g je kg Körpergewicht am Tag, mehr benötigt man in der Regel nie.

Es kommt auf die Qualität an

Für Eiweiß gilt ebenfalls, daß es nicht allein auf die Menge, sondern auch auf die Qualität ankommt. Je mehr körpereigenes Eiweiß aus Nahrungseiweiß aufgebaut wird, desto hochwertiger ist es.

Pflanzliches Eiweiß

Die gesunde Kost deckt den Eiweißbedarf zu ⅓–½ aus pflanzlicher Kost, vor allem Kartoffeln, Hülsenfrüchte und Sojabohnen. Etwa ⅓ wird mit Milchprodukten zugeführt, deren hochwertiges Eiweiß als besonders hautfreundlich gilt. Der Restbedarf kann

Tierisches Eiweiß

durch Fleisch, Fisch und Eier gedeckt werden, sofern man sich nicht vegetarisch ernähren will. Fleischprodukte sollten nur 2- bis 3mal wöchentlich verzehrt werden, und zwar als Beilagen zur pflanzlichen Kost, nicht als Hauptgericht.

Fettbedarf

Fette dienen der Energiezufuhr

Fette dienen in erster Linie der Energiezufuhr. Der Fettgehalt der üblichen Zivilisationskost liegt heute bei 100–130 g (oder mehr) am Tag, in der Regel also weit mehr, als durch körperliche Leistung verbraucht werden kann. Bei normaler körperlicher Belastung genügen 60 g Fette am Tag, wovon 15–20 g in der

60 g Fett am Tag genügen

Nahrung »versteckte« Fette abgezogen werden müssen. Als Koch- und Streichfett bleiben also nur 40–45 g täglich. Lediglich bei überdurchschnittlicher körperlicher Beanspruchung können bis zu 90 g Fette am

Tag verbraucht werden. Der Fettbedarf soll zu je ⅓ durch kaltgepreßte pflanzliche Öle, daraus hergestellte Diätmargarinen und Butter (sie ist besser als ihr Ruf) gedeckt werden.

Einige Zeit kann man auf Fett weitgehend verzichten, um zum Beispiel Übergewicht abzubauen. Auf Dauer ist das aber nicht möglich, denn Fette benötigt man unter anderem auch, um die fettlöslichen Vitamine A, D, E und K aufnehmen und verwerten zu können. Unter anderem sind die Vitamine A, D und E unentbehrlich für die Hautfunktionen.

Auf Fett kann man auf Dauer nicht verzichten

Kohlenhydrate

In der Vollwertkost stehen sie im Mittelpunkt als Energiequellen und Träger zahlreicher Vitalstoffe. Insgesamt soll die Ernährung täglich 350–500 g Kohlenhydrate enthalten, das hängt von der körperlichen Beanspruchung ab. Zum Teil werden sie als »lebendige« Nahrung roh verzehrt, insbesondere Obst, Salate, roh genießbare Gemüse und Vollkornprodukte (Müsli, Frischkornbrei).

350–500 g Kohlenhydrate täglich

Die Rohkost soll mindestens 30 % der täglichen Nahrungsmenge ausmachen und stets vor den gegarten Nahrungsmitteln verzehrt werden, dann wirkt sie am besten. Was roh nicht verzehrt werden kann, bereitet man so schonend wie möglich durch Erhitzung zu. Das gilt für viele Gemüsesorten, Kartoffeln, Backwaren, Teigwaren und Reis.

Rohkost

Ungeeignet sind denaturierte Kohlenhydrate, die überwiegend »leere« Kalorien, kaum noch Vitalstoffe enthalten. Dazu gehören vor allem Back- und Teigwaren aus Weißmehl, polierter Reis, Zucker und Süßigkeiten.

Denaturierte Kohlenhydrate sind ungeeignet

Getränke

Der menschliche Körper besteht zum größeren Teil aus Flüssigkeit. Mit zunehmendem Alter nimmt der

Hautpflege von innen

Ausreichende Versorgung mit Getränken gehört zur Hautpflege von innen

1,5–2 l Getränke pro Tag

Mineralwasser

Säfte, Kräutertee, wenig Kaffee oder Tee

Alkohol

Wasseranteil ab, auch die Haut verliert Flüssigkeit und wirkt nicht mehr so straff-elastisch wie in jüngeren Jahren. Ausreichende Versorgung mit Getränken gehört zur allgemeinen Gesundheitsvorsorge und Hautpflege von innen.
Ein Teil des Bedarfs wird durch das Wasser in fester Nahrung gedeckt, der Rest muß durch Getränke zugeführt werden. Im Durchschnitt benötigt man täglich 1,5–2 l Getränke, bei höheren Temperaturen oder körperlicher Anstrengung wesentlich mehr.
Hauptsächlich wird dieser Flüssigkeitsbedarf durch kochsalz- und nitratarmes (Analysewerte auf dem Flaschenetikett beachten) Mineralwasser gedeckt; wenn das Wasser aus dem öffentlichen Netz von guter Qualität ist (die Werte erfährt man beim örtlichen Wasserwerk), kann es ebenfalls als Getränk verwendet werden. Darüber hinaus trinkt man Obst- und Gemüsesäfte, Kräutertee, mäßig Kaffee oder Schwarztee (entbehrlich). Alkohol muß nicht strikt gemieden werden, etwa $\frac{1}{2}$ l Bier oder $\frac{1}{4}$ l Wein am Tag scheinen sogar Gesundheit und Lebenserwartung zu erhöhen.

Wenn die obigen Grundregeln befolgt werden, ernährt man sich schon recht gesund und vollwertig. Natürlich gibt es noch weitere Ratschläge, die den Wert der Ernährung erhöhen, aber darauf muß hier nicht mehr eingegangen werden.

Vitamine und andere Vitalstoffe

Vitalstoffe wirken bei den biochemischen Lebensfunktionen mit

Vollwertkost enthält normalerweise auch alle Vitalstoffe, die den Körper nicht mit Energie versorgen, sondern bei den zahlreichen biochemischen Lebensfunktionen mitwirken; zum Teil dienen sie auch als Baustoffe für körpereigene Substanzen (wie Kalzium, Magnesium). Außer Vitaminen, Mineralstoffen und Spurenelementen rechnet man heute die sekundären Begleitstoffe (wie Aroma-, Farbstoffe) in den Lebensmitteln zu den Vitalstoffen. Sie erfüllen ebenfalls lebenswichtige Aufgaben, die allerdings erst ansatzweise bekannt sind.

Im weiteren Sinn gehören auch Ballaststoffe für regelmäßige Entschlackung über den Darm und Enzyme, die bei nahezu allen biochemischen Lebensfunktionen mitwirken, zu den Vitalstoffen. Speziell für die Haut sind vor allem folgende Vitamine wichtig.

Vitamin A, das »Hautvitamin«, ist notwendig für Aufbau und Funktionen des Epithelgewebes der Haut und erhöht ihre Widerstandsfähigkeit (z. B. gegen Infektionen). Mit der Nahrung wird es als Vorstufe (Karotine, Provitamin A) zugeführt, die im Körper in das wirksame Vitamin A umgewandelt werden. Zu den wichtigsten Vitamin-A-Quellen gehören Karotten, Brokkoli, Grünkohl, Paprika, Tomaten, Aprikosen, Orangen, Kürbis, Hagebutten, Butter und Eigelb. Aber auch viele andere Lebensmittel enthalten genügend Vitamin A, so daß der normale Bedarf durch gesunde Kost gedeckt wird. Beachtet werden muß, daß Vitamin-A-haltige Lebensmittel stets mit etwas Fett/Öl verzehrt werden, weil das fettlösliche Vitamin nur dann aufgenommen und verwertet werden kann. Bei Hautleiden verabreicht man Vitamin A zum Teil hochdosiert als Heilmittel. Das soll aber fachlich verordnet werden, da Überdosierung zu Vergiftungen führt.

Vitamin B1 ist ebenfalls wichtig für die Haut, Mangelzustände begünstigen vor allem Entzündungen und andere Hautleiden, vermehrte Produktion von Hauttalg sowie Entzündungen in den Mundwinkeln und auf den Lippen. Gesunde Kost deckt den normalen Bedarf, denn der Vitalstoff kommt in vielen Lebensmitteln vor, z. B. Grünpflanzen, Eigelb, Milch- und Hefeprodukte.

Nikotinsäure gehört zu den Vitaminen der B-Gruppe und spielt bei vielen Stoffwechselprozessen eine Rolle, indirekt dient es auch der Hautpflege von innen. Bei Mangelzuständen drohen unter anderem Hautentzündungen und allergische Hautreaktionen. Zur Vorsorge wird der Vitalstoff vor allem mit Vollkornprodukten, Getreidekeimen, Hefe-, Milchpro-

Ballaststoffe und Enzyme

Vitamin A

Karotine, Provitamin A

Quellen

Vitamin B1

Nikotinsäure

dukten und Spinat zugeführt, zur Therapie verwendet man fachlich verordnete Arzneimittel (gelegentlich führen sie aber zu Allergien).

Pantothensäure aus der Vitamin-B-Gruppe wirkt beim Stoffwechsel der Haut mit und beeinflußt Wachstum und Farbe der Haare. Mangelzustände verursachen unter anderem Hautentzündungen, Störungen des Haarwachstums, vielleicht auch vorzeitiges Ergrauen der Haare. Durch grünes Gemüse, Vollreis, Weizenkleie und Eigelb kann der normale Tagesbedarf gedeckt werden, zur Therapie von Hautleiden verwendet man entsprechende Medikamente.

Biotin, ebenfalls eines der B-Vitamine, arbeitet bei vielen Stoffwechselprozessen mit, die unter anderem für die Hautfunktionen und das Wachstum von Haaren und Nägeln zuständig sind. In letzter Zeit wird es vermehrt als Medikament gegen Haut-, Haar- und Nagelprobleme empfohlen, aber das ist nur zur Therapie von Krankheiten nötig. Der normale Tagesbedarf kann vor allem durch Weizenkeime, Nüsse, Hefe- und Milchprodukte gedeckt werden. Mangelzustände führen zu schuppender, zu Entzündungen neigender Haut, Haarausfall und beeinträchtigtem Wachstum der Nägel.

Vitamin E zeichnet sich durch zahlreiche Wirkungen im gesamten Organismus aus, die wahrscheinlich noch nicht alle bekannt sind. Unter anderem schützt es als Antioxidans vor biochemischen Störungen im Körper und wirkt Umweltgiften entgegen. Speziell für die Haut ist vor allem die durchblutungsfördernde Wirkung wichtig, ferner die Kräftigung des Bindegewebes. Nach praktischer Erfahrung bleibt die Haut bei ausreichender Versorgung mit diesem Vitalstoff länger jugendlich-frisch, straff und elastisch.

Der normale Tagesbedarf läßt sich vorwiegend durch Weizenkeime, Getreidekeimöle, Sojaprodukte, Vollreis, Hafer, Gerste, Salate, Kresse, Eigelb und Milchprodukte decken. Zur intensiveren Hautpflege von innen kann Vitamin E auch kurmäßig als Arzneimittel verwendet werden, wobei die Tagesdosis etwa 100 mg betragen soll. In höherer Dosierung wird das

Vitamin bei Hautkrankheiten zur ergänzenden Behandlung eingesetzt.

Auch Pflegeprodukte, die äußerlich angewendet werden, enthalten zum Teil Vitamin F. Das macht die Zufuhr von innen nicht überflüssig, sondern kann sie nur ergänzen.

Hochungesättigte Fettsäuren (»Vitamin F«) wirken in enger Beziehung mit Vitamin E, bei höherer Zufuhr steigt auch der Vitamin-E-Bedarf. Die Wirkungen dieser lebenswichtigen Fettsäuren auf die Haut sind noch nicht zufriedenstellend geklärt, man diskutiert aber, daß Mangelzustände unter anderem trockene Haut, Ekzeme, brüchige Nägel und Haarausfall begünstigen.

<small>Hochungesättigte Fettsäuren</small>

Der Tagesbedarf an »Vitamin F« ist noch nicht sicher bekannt. Man kann davon ausgehen, daß vollwertige Kost mit genügend pflanzlichen Fetten (vor allem Keimöle) den normalen Bedarf deckt. Die Öle dürfen aber nicht erhitzt, sondern nur zur Rohkost verwendet werden, denn schon ab 40 °C büßen die hochungesättigten Fettsäuren viel an Wert ein. Zur Therapie von Haut-, Haar- und Nagelerkrankungen eignen sich genau dosierbare Arzneimittel mit den verschiedenen Fettsäuren, die oft gleichzeitig im richtigen Verhältnis Vitamin E enthalten.

<small>Tagesbedarf</small>

Neben den bisher genannten »Hautvitaminen« sind auch *Mineralstoffe und Spurenelemente* zur Hautpflege von innen wichtig. Allerdings gibt es keine so spezifisch auf die Haut wirkenden anorganischen Vitalstoffe wie bei den Vitaminen. Grundsätzlich sind sie alle mehr oder minder wichtig für die Hautfunktionen. Zu den wichtigsten gehören Kalzium, Magnesium und das Spurenelement Zink. Der normale Tagesbedarf wird durch Vollwertkost gedeckt, zur Therapie von Hautleiden müssen geeignete Medikamente verordnet werden.

<small>Mineralstoffe und Spurenelemente</small>

<small>Kalzium, Magnesium, Zink</small>

Eine herausragende Rolle bei der Hautpflege von innen, bei Störungen der Hautfunktionen und Therapie von Hautleiden spielt *Hefe*. Sie enthält viele Vitamine (vor allem der B-Gruppe), anorganische Vitalstoffe und hochwertiges Eiweiß für die Haut, kann

<small>Hefe</small>

gestörte Stoffwechselfunktionen normalisieren und die Darmflora fördern. Fertige Hefeprodukte in flüssiger Form oder als Tabletten erhält man in Apotheke und Reformhaus. Sie werden kurmäßig nach Gebrauchsanweisung verabreicht.

Ballaststoffe als Rohkost

Entschlackung über den Darm zur Vorsorge und Therapie von Hautleiden erfordert genügend *Ballaststoffe,* die man mit Rohkost ausreichend zuführen kann. Bei Neigung zu chronischer Darmträgheit ergänzt man die Vollwertkost bei Bedarf durch ballaststoffreiche Weizenkleie, Leinsamen oder Flohsamen, zum Teil auch durch Milchzucker, der gleichzeitig die Darmflora pflegt.

Abhärtung und Bewegung

Wenn die Haut nicht regelmäßig durch natürliche Reize trainiert und abgehärtet wird, läßt ihre Widerstandsfähigkeit bald nach, sie wirkt blaß, ungesund und wird anfälliger für Krankheiten. Vorbeugung von Hautleiden erfordert deshalb tägliche Abhärtung und Bewegung.

Widerstandskräfte gegen schädliche Einflüsse erhöhen

Abhärtung bedeutet vereinfacht gesagt, die Widerstandskräfte gegen schädliche Einflüsse durch natürliche Reize zu erhöhen. Das gelingt schon durch ausreichend Bewegung an der frischen Luft, verbessert wird die Abhärtung durch wechselwarme Wasseranwendungen. Viele Menschen sind heute allerdings nicht mehr bereit, zeitaufwendige Wassertherapien durchzuführen. Eine Dusche zur Körperreinigung besitzt aber fast jeder, sie läßt sich mit geringem Zeitaufwand auch zur abhärtenden Hautpflege nutzen. Dazu eignet sich am besten die Wechseldusche, die auch das Gefäßsystem der Haut gut trainiert und die Durchblutung verbessert.

Wechselwarme Wasseranwendungen

Wechselduschen

Wechselwarme Duschen führt man morgens durch. Einleitend duscht man 3–5 Minuten warm und verbindet das mit der üblichen Körperreinigung. Dann stellt man abrupt für 10 Sekunden auf kaltes Wasser um, danach kehrt man wieder für 3–5 Minuten zum warmen Wasser zurück. Insgesamt wechselt man bei jeder Anwendung 3mal zwischen warm und kalt, beendet wird immer kalt. Anschließend trocknet man sich mit einem groben Tuch ab, das die Hautgefäße durch mechanische Reizung zusätzlich trainiert.

Regelmäßige Wechselduschen beleben allgemein, fördern die Durchblutung der Haut und erhöhen ihre Widerstandsfähigkeit. Meist werden sie gut vertragen, nur bei Kleinkindern, schwächlich-nervösen Schulkindern und Erwachsenen kann die Anwendung überfordern, das muß der Therapeut beurteilen. Geübte können auch nur die kalte Dusche anwenden, die noch stärker wirkt, aber nicht immer als angenehm empfunden wird.   *Kalte Dusche*

Die meisten Menschen werden die bequeme Wechseldusche zur Abhärtung bevorzugen. Wer sie nicht so gut verträgt, kann andere Wasseranwendungen durchführen, z. B. wechselwarme oder kalte *Arm- und Fußbäder*. Sie wirken milder als die Dusche, weil ein kleinerer Teil der Körperoberfläche behandelt wird.   *Arm- und Fußbäder*

Es erübrigt sich hier, auf weitere Wasseranwendungen einzugehen, sie sollen je nach Einzelfall fachlich verordnet werden. Wir kennen heute über 100 verschiedene Wasseranwendungen, darunter befindet sich praktisch für jeden Menschen eine geeignete.

Auch das regelmäßige *Bewegungsprogramm* wirkt abhärtend, fördert den Stoffwechsel und die Durchblutung, durch verstärktes Schwitzen auch die Entschlackung und Entgiftung über die Haut.   *Bewegungsprogramm*

Das zweckmäßige Training zur Gesundheitsvorsorge besteht aus täglicher Gymnastik und 3- bis 4mal wöchentlich Sport. Wer sich schon längere Zeit nicht mehr ausreichend bewegte, darf natürlich nicht sofort ein volles Programm absolvieren, sondern muß sich langsam daran gewöhnen, abhängig von der individuellen Leistungsfähigkeit. Sie verbessert sich durch konsequentes Training, dann wird entsprechend länger geübt.   *Tägliche Gymnastik und 3- bis 4mal wöchentlich Sport*

Es gibt genügend Literatur, aus der jeder sein persönlich zusagendes Bewegungsprogramm zusammenstellen kann. Empfehlenswerter ist allerdings, einem Sportclub, Lauftreff, Gymnastikstudio oder ähnlichem Verein beizutreten, wo Gymnastik und Sport unter fachlicher Anleitung korrekt erlernt werden. Das vermeidet Überforderung und falsche Trainingstechniken, die zu Schäden am Bewegungsapparat, unter Umständen auch zu Herz-Kreislauf-Störungen führen können. Vorsorglich sollten Untrainierte vor Beginn des Trainings eine Generaluntersuchung veranlassen, damit der Therapeut beurteilen kann, ob Vorsichtsmaßnahmen und Einschränkungen beim Bewegungsprogramm zu beachten sind.

Gymnastik — *Gymnastik* soll mindestens 2mal täglich absolviert werden, am besten morgens nach dem Aufstehen und abends vor dem Schlafengehen. Anfänger trainieren je nach persönlichem Leistungsvermögen zunächst 2mal 3–5 Minuten täglich, später wird allmählich auf 2mal 10 Minuten gesteigert. Das genügt zum ständigen Training.

Das Gymnastikprogramm soll möglichst viele Gelenke und Muskeln beanspruchen, insbesondere die großen Arm- und Beingelenke, Rücken- und Bauchmuskeln. Geübt wird am besten an der frischen Luft, die ebenfalls einen mild abhärtenden Reiz ausübt.

Sport im Freien — Auch *Sport* wird im Freien absolviert, Heimtrainer (wie Zimmerfahrrad, Rudergerät) sollten nur bei besonders schlechtem Wetter das Training an der frischen Luft ersetzen.

Entscheidend beim Sportprogramm ist, daß man keine Übungen mit kurzer hoher Kraftentfaltung (etwa Gewichtheben) auswählt, sondern solche, die allmählich die körperliche Ausdauer steigern. Das setzt voraus, daß mindestens $1/7$ der gesamten Skelettmuskulatur und 50–70 % der persönlichen Leistungsfähigkeit eingesetzt werden. Die erste Forderung erfüllen alle Sportarten, bei denen die Beinmuskeln beansprucht sind. Die optimale Leistung

Pulsfrequenz — erkennt man an der Pulsfrequenz, die sich durch die Anstrengung auf 170–180 Schläge pro Minute minus

Lebensalter erhöhen soll. Außerdem ist es notwendig, regelmäßig 3- bis 4mal wöchentlich zu trainieren, nur dann erhöht sich die körperliche Ausdauer.
Die obigen Voraussetzungen erfüllen vor allem flottes Gehen (etwa 6 km/h), das auch täglich durchgeführt werden kann, Dauerlauf (Jogging), Radfahren, Schwimmen, im Winter Skilanglauf.

Gehen, Dauerlauf, Radfahren und Skilanglauf

Untrainierte können anfangs nur 5–10 Minuten üben, dann droht bereits Überforderung. Durch konsequentes Training verbessert sich die Leistungsfähigkeit, die Dauer kann allmählich gesteigert werden. Zum ständigen Training empfehlen sich 3- bis 4mal wöchentlich je 30 Minuten Sport.

> Natürlich beschränken sich die günstigen Wirkungen des Bewegungsprogramms nicht auf die Haut, der gesamte Organismus und indirekt auch das Seelenleben werden dadurch positiv beeinflußt. Trainieren sollte man aber nicht allein um der Gesundheit willen, sondern auch, weil man Freude dabei hat. Dann wird Sport zum gesunden Hobby, das man gerne ausübt.

Sonnenbäder – nützlich und riskant

Früher galt blasse Haut auch im Hochsommer als vornehm. Heute verbindet man mit gebräunter Haut Vorstellungen wie gesund, sportlich und erfolgreich. Deshalb »braten« viele Menschen in Freibädern und an südlichen Stränden stundenlang in der prallen Sonne, in der sonnenärmeren Jahreszeit besuchen sie regelmäßig das Solarium. Dabei könnte heute doch jeder wissen, daß durch diese Unvernunft die Haut vorzeitig altert, das Immunsystem geschwächt und sehr wahrscheinlich sogar Hautkrebs (vor allem das sehr bösartige Melanom) begünstigt, wenn nicht gar verursacht wird.

Früher galt blasse Haut als vornehm

Haut altert vorzeitig

Sonnenbäder – nützlich und riskant

Sonnenlicht ist wichtig für den Körper

Das bedeutet freilich nicht, daß man wieder die blasse Haut propagieren müßte. Wir benötigen Sonnenlicht als lebenswichtige Energie, die für verschiedene körperliche Vorgänge unentbehrlich ist. Lichtchemische Reaktionen in der Haut regen zum Beispiel die Hautdurchblutung, Bildung von Blutfarbstoff und Vitamin D an, überdies beeinflußt Sonnenlicht den Eiweiß- und Fettstoffwechsel. In den obersten Hautgefäßen zerstören die UV-Strahlen Blutkörperchen, was einen stark umstimmenden Reiz mit Steigerung der Immunfunktionen ausübt.

Vernünftiger Umgang mit UV-Strahlen

Es kann also nicht darum gehen, Sonnenlicht weitgehend zu vermeiden. Entscheidend ist, daß vernünftig mit den UV-Strahlen umgegangen wird. Das hängt auch von der individuellen Empfindlichkeit der Haut ab und muß im Zweifel mit dem Therapeuten abgesprochen werden.

Menschen mit heller Haut sind besonders gefährdet

Besonders gefährdet sind Menschen mit heller Haut, bei denen Sonnenlicht kaum Bräunung, sondern Rötung erzeugt. Dunklere Hauttypen dagegen vertragen die UV-Strahlung meist besser und bilden schneller Bräunung als Schutz gegen das Sonnenlicht.

Künstliche UV-Strahlen sind nicht unbedenklich

Künstliche UV-Strahlen im Solarium sind auch nicht so unbedenklich, wie die Herstellerangaben oft vermuten lassen. Zwar wird ein Teil der schädlichen Strahlung herausgefiltert, aber bei unsachgemäßer (übertriebener) Anwendung drohen dennoch Haut- und allgemeine Gesundheitsschäden. Deshalb ist auch im Solarium Vorsicht geboten.

Haut allmählich an die UV-Strahlen gewöhnen

Die beste Vorbeugung vor UV-Schäden besteht darin, die Haut allmählich an die Strahlung zu gewöhnen. Anfangs werden nur wenige Körperzonen für einige Minuten den UV-Strahlen ausgesetzt, damit die Haut durch allmähliche Bräunung einen wirksamen Schutz aufbauen kann. Später darf die Dauer des Sonnenbads oder der Bestrahlung allmählich gesteigert werden.

Sonnenbrand ist eine Hautschädigung und muß vermieden werden

Sonnenbrand muß aber unbedingt verhindert werden, er stellt bereits eine Hautschädigung dar und kann später ernstere Hautkrankheiten begünstigen. Insbesondere sollte man nicht stundenlang in der

Sonne »schmoren«, sondern durch Sport und Spiel dafür sorgen, daß immer wieder andere Hautpartien besonnt werden. Zwischendurch geht man in den Schatten. Kopf und Nacken werden durch Hut und Tücher vor direkter Sonneneinstrahlung geschützt, die Augen durch eine gute Sonnenbrille. Der frühe Vormittag, späte Nachmittag und frühe Abend, also vor oder nach der größten Hitze, gelten als beste Zeiten für Sonnenbäder.

Beste Zeiten für Sonnenbäder

Als weiterer Schutz sind spezielle Produkte notwendig, die vor Sonnenbrand und Austrocknung der Haut bewahren. Sie enthalten Lichtschutzfaktoren, die UV-Strahlung unterschiedlich stark filtern. Anfangs und bei sehr empfindlicher Haut benötigt man Sonnenschutzmittel mit hohem Lichtschutzfaktor (20 und mehr), nach Gewöhnung kann ein niedriger Schutzfaktor (etwa 6 oder 8) gewählt werden, damit sie die erwünschten UV-Wirkungen nicht zu stark blockieren.

Lichtschutzfaktoren

Geeignete Produkte erhält man in Apotheken, Reformhäusern und Drogerien, wo man sich auch individuell beraten lassen kann. Bei sehr sonnenempfindlicher Haut verordnet der Therapeut die notwendigen Lichtschutzmittel.

> Sonnenlicht ist ein »Lebenselixier«, pflegt und stärkt die Haut, sofern es richtig genutzt wird. Falsch angewendet wird es zum hohen Risikofaktor. Das muß man sich stets vor Augen halten, um die Sonne ohne Reue genießen zu können.

Äußere Hautpflege

Die bisher vorgestellten Maßnahmen bilden die Grundvorsorge für die Haut. Zusätzlich sind spezielle Pflege- und Reinigungsprodukte erforderlich, um die Haut von außen zu beeinflussen. Sie müssen dem persönlichen Hauttyp entsprechen, im Zweifel lässt man sich fachlich beraten.

Schonende Reinigung

Staub, Schmutz, Umweltschadstoffe und Hautschuppen bilden zusammen mit Hauttalg eine Art »Film« auf der Hautoberfläche. Er muß regelmäßig entfernt werden. Klares kaltes oder warmes Wasser genügt allerdings nur, um oberflächlichen Staub und Schmutz abzuspülen. Zur gründlicheren Reinigung, die einen Teil des verschmutzten Talgfilms entfernt, benötigt man spezielle Reinigungsmittel.

Seifen

Seit langem werden *Seifen* zur Hautreinigung verwendet. Sie lösen sich unter Schaumbildung und emulgieren das Hautfett, damit es mitsamt dem eingelagerten Schmutz durch Wasser entfernt werden kann. Allerdings sind Seifen nicht das ideale Reinigungsmittel,

Können der Haut schaden

sondern können der Haut erheblich schaden. Unter anderem entfetten sie oft zu stark, zerstören den Säureschutzmantel für einige Zeit, lassen die Hautoberfläche zu stark aufquellen, so daß die Ausführungsgänge der Hautdrüsen verkleben, und fällen Kalzium und Magnesium aus den Hautzellen aus, was Verhärtungen und Stauungen des Talgs mit Entzündungen verursacht.

Bei normaler, gesunder Haut können Seifen trotzdem verträglich sein, weil die Folgen bald wieder ausgeglichen werden. Die empfindliche und kranke Haut hingegen reagiert auf Seifenreinigung oft mit Reizungen, Juckreiz, Wundsein, Austrocknung, Entzündungen und Ekzemen.

Syndets

In solchen Fällen werden anstelle von Seifen die *Syndets* (synthetische Detergenzien) empfohlen; natürlich können sie auch vorsorglich für die gesunde Haut

Vorteile

verwendet werden. Sie reinigen ähnlich gut wie Seifen, ohne übermäßig zu entfetten, stellen den Säureschutzmantel beim Waschen sofort wieder her, lassen die Haut nicht zu stark aufquellen und fällen auch kein Kalzium und Magnesium aus.

Schonende Reinigung

Heute werden viele Syndets angeboten. Es gibt seifenähnliche Waschstücke, flüssige Produkte und Badezusätze, ferner besonders schonende Zubereitungen für sensible Haut und empfindliche Babyhaut. Im allgemeinen werden sie gut vertragen; wenn Reizungen und Rötungen nach der Reinigung auftreten, sollte man kein warmes, sondern kaltes oder lauwarmes Wasser verwenden. Bei den seltenen hartnäckigen Reizungen durch Syndets muß der Therapeut geeignete andere Reinigungsmittel verordnen. Als Alternativen gibt es zum Beispiel noch:

- *Hydrophile Öle,* die nach dem Auftragen Schmutz und Talg emulgieren, so daß man mit Wasser abspülen kann; bei stärkerer Verschmutzung genügt diese besonders schonende Reinigung aber nicht immer.
- *Wasch-(Reinigungs-)cremes aus Vaseline* und *Emulgatoren,* die Schmutz und Talg lösen, damit man mit Wasser abwaschen kann. Im weiteren Sinn gehören dazu auch Cold-Creams, die reinigend, kühlend und pflegend wirken; oft muß aber mit Gesichtswasser nachgereinigt werden.
- *Gesichtswässer* mit und ohne Alkohol genügen bei leichter Verschmutzung zur Reinigung, ansonsten werden sie zur Nachreinigung gebraucht. Sie enthalten oft gerbende Wirkstoffe zur Festigung der Haut und pflegende Getreidekeim- und Kräuterextrakte. Zur Reinigung trägt man sie mit einem Wattebausch oder Zellstofftupfer auf, der bei sehr trockener Haut vorher mit Wasser angefeuchtet wird.

Zwischendurch kann die normale Hautreinigung durch porentiefe Säuberung ergänzt werden. Dabei trägt man die obersten Hornschichten ab und entfernt tiefer in den Poren sitzende Horn- und Talgreste. Diese Reinigung empfiehlt sich 1- bis 2mal wöchentlich besonders im Gesicht. Man verwendet dazu fertige Kleie-, Kleie-Seesand-, Getreidemehl- oder Leinsamenpackungen, Schälmittel mit pflanzlichen Enzymen, Salizylsäure und Schwefel oder die mild »radierenden« Rubber- und Rolling-Creams, die

Randnotizen:
Alternativen
Hydrophile Öle

Cremes aus Vaseline und Emulgatoren

Gesichtswässer

Porentiefe Säuberung

Äußere Hautpflege

Deos

nach dem Auftragen gummiartig zäh werden und mitsamt Talg und Schmutz abzurubbeln sind.

Nach der Hautreinigung verwenden die meisten Menschen heute Deos, um Schweißgeruch zu hemmen. Diese Produkte enthalten als Grundbestandteile gerbende Stoffe, um die Ausgänge der Schweißdrüsen zu verengen, sowie Desinfektionsmittel, die für einige Zeit die bakterielle Schweißzersetzung verhüten, außerdem noch Duft- und Parfümstoffe, teils auch Kräuterextrakte.

Man kann heute kaum mehr auf Deos verzichten, die Mitwelt toleriert stärkeren Schweißgeruch nicht. Allerdings werden sie nicht immer gut vertragen (Reizungen, Allergien), einige Inhaltsstoffe (wie Formalin) gelten gar als giftig und können durch die Haut in den Körper gelangen. Am besten läßt man sich im Reformhaus über verträgliche und giftfreie Deos beraten.

Typgerechte Pflege

Pflegeprodukte zur Förderung der Hautgesundheit

Nach der Hautreinigung wendet man Pflegeprodukte an, um die Gesundheit der Haut zu fördern. Diese Maßnahmen richten sich nach dem Hauttyp (s. S. 20 f.), dem augenblicklichen Zustand der Haut, Alter und Geschlecht. Es führte zu weit, hier auf alle möglichen Besonderheiten bei der individuellen Pflege einzugehen, wir beschränken uns auf einige Grundregeln für die verschiedenen Hauttypen. Im Zweifel berät man die typgerechte Pflege mit dem Fachpersonal in Apotheke, Reformhaus oder Drogerie, bei kranker Haut mit dem Therapeuten.

Normale Haut

Keine besonderen Ansprüche an die Pflege

Sie stellt keine besonderen Ansprüche an die Pflege. Zur Reinigung eignen sich alle Produkte, auch Seife, zur Vermeidung späterer Hautschäden kann man aber Syndets bevorzugen.

Zur Tagespflege verwendet man Cremes mit haut-

pflegenden Wirkstoffen, Feuchtigkeitsfaktoren und mäßig Fett, die dünn auf Gesicht und Hals aufgetragen werden (es darf kein Fettglanz zurückbleiben).
Der restliche Körper wird mit Hautölen gepflegt, die Fettsäuren und pflanzliche Öle enthalten; am besten massiert man sie morgens nach dem Duschen in die noch feuchte Haut ein.   *Hautöle*

Abends empfiehlt sich eine Regenerationscreme mit Feuchtigkeitsfaktoren, pflanzlichen Ölen, Bienenwachs und pflanzlichem Wachs.   *Regenerationscreme*

Mit zunehmendem Alter werden fettere Cremes gebraucht, einmal wöchentlich wendet man eine Crememaske mit Keimölen, Wollfett, Wachsalkohol und pflanzlichen Pflegestoffen auf Gesicht und Hals an.   *Crememaske*
Dadurch bleibt die Haut bis ins hohe Alter gesund, straff und elastisch.

Trockene Haut

Sie ist sehr anspruchsvoll, denn sie altert vorzeitig.   *Sie altert vorzeitig*
Zur Reinigung gebraucht man Syndets mit rückfettenden Bestandteilen, hydrophile Öle oder Waschcremes, möglichst keine Seifen.
Die Tagespflege besteht aus einer Creme mit höherem Fett-Feuchtigkeits-Gehalt, Getreidekeimölen, Bienenwachs und pflanzlichen Wachsen, bei Reizungen eine Azulencreme mit den entzündungshemmenden, reizmildernden Wirkstoffen der Kamille.   *Tagespflege*
Der übrige Körper wird mit hautpflegenden Ölen wie normale Haut behandelt, allerdings 2mal täglich.
Als Nachtcreme eignet sich ein überfettetes (70 % und mehr Fettgehalt) Produkt mit Keimölen, Vitamin-F-Konzentraten, Wollfett, Bienenwachs, Feuchtigkeitsfaktoren, Hautvitaminen und Heilpflanzenextrakten. Bei sehr trockener Haut kann diese Nachtcreme auch am Tag verwendet werden. Zusätzlich führt man 2mal wöchentlich abends eine Cremepackung oder Gesichtsmaske mit Hautölen durch.   *Nachtcreme*
Trockene Haut bleibt auch bei optimaler Pflege immer problematisch, aber die vorzeitige Alterung läßt sich durch richtige Pflegemaßnahmen verzögern.   *Trockene Haut ist immer problematisch*

Äußere Hautpflege

Fettige Haut

Besondere Ansprüche an die Pflege

Sie stellt ebenfalls besondere Ansprüche an die Pflege, bei Neigung zu häufigen Entzündungen und Eiterungen soll sie nach fachlicher Verordnung behandelt werden.

Basispflege

Zur Basispflege empfiehlt sich die Reinigung mit Syndets am Morgen und Abend, danach wird jeweils ein alkoholhaltiges Gesichtswasser mit Azulen (entzündungshemmender Wirkstoff der Kamille) zur Nachreinigung gebraucht. Zusätzlich soll jede Woche 1- bis 3mal eine porentiefe Gesichtsreinigung durchgeführt werden, z. B. mit Seesand-Kleie oder Getreidemehl-Ferment-Packungen, bei deutlicher Verhornung auch mit Schwefel oder Salizylsäure. Keinesfalls darf man aber versuchen, die Haut zu stark zu entfetten, das reizt die Talgdrüsen zur vermehrten Produktion.

Pflegemittel sollen nicht fettfrei sein

Auch die Pflegemittel sollen nicht fettfrei sein, der mäßige Fettgehalt kann die übermäßige Talgproduktion sogar günstig beeinflussen. Zur Tag- und Nachtpflege eignen sich Cremes mit Getreidekeimöl, Karottenöl, Feuchtigkeitsfaktoren und Vitamin E, zum Teil ergänzt durch Azulen aus Kamille gegen Entzündungen und Eiterungen.

Schwefelcreme

Der Therapeut kann eine Schwefelcreme verordnen, die nicht so stark schälend wirkt wie schwefelhaltige Gesichtswässer oder -packungen; deshalb darf sie täglich angewendet werden. Schwefel ist in der Lage, die Talgproduktion zu regulieren, beugt Entzündungen und Eiterungen vor und regeneriert die Haut.

Zur Pflege der übrigen Hautpartien verwendet man Hautöle wie bei normaler Haut, die nach dem Duschen in die noch feuchte Haut einmassiert werden.

Mischhaut

Wie normale Haut pflegen

Sie wird grundsätzlich wie der normale Hauttyp gereinigt und gepflegt. Nach dem 30. Lebensjahr, wenn die Talgproduktion nachläßt, können sich die

trockenen Zonen ausbreiten, so daß sich die Pflege dann mehr nach den Maßnahmen für trockene Haut richtet.
Ausnahmsweise kann es bei deutlich ausgeprägten trockenen und fettigen Zonen angezeigt sein, diese Hautzonen unterschiedlich zu behandeln; die meist fettreichere Gesichtsmitte von Stirn über Nase bis zum Kinn wird dann wie fettige Haut gepflegt, die häufig fettärmeren Zonen an Schläfen und Wangen pflegt man wie trockene Haut.
Praktisch immer angezeigt sind Spreitmittel bei Mischhaut, die in speziellen Pflegeprodukten für diesen Hauttyp enthalten sind. Sie sorgen dafür, daß der Fett-Feuchtigkeits-Gehalt gleichmäßiger in den verschiedenen Zonen verteilt wird.

> Alle Pflegemaßnahmen wirken aber nur dann optimal, wenn sie von innen durch vollwertige Kost unterstützt werden. Ferner gehören Abhärtung, Bewegung und vernünftige Sonnenbäder gleichfalls zur ganzheitlichen Hautpflege. Nicht zuletzt kann die Haut als »Spiegel der Seele« indirekt sogar durch positive Lebenseinstellungen, regelmäßige Entspannung oder Meditation günstig beeinflußt werden.

Haar- und Nagelpflege

Die Pflege der Haare entfernt Talg mit Schmutz und Staub aus den Haaren und von der Kopfhaut, fördert Wachstum und Gesundheit der Haare und verbessert die Durchblutung des Haarbodens. *(Ziele der Pflege)*

Die einfachste Form der Reinigung und Pflege besteht im täglichen Bürsten und Kämmen. Dadurch entfernt man lockeren Staub und Schmutz und verteilt den Talg besser in den Haaren und auf der Kopfhaut. Die weiteren Pflegemaßnahmen richten sich nach der individuellen Beschaffenheit der Haare. *(Tägliches Bürsten und Kämmen)*

Äußere Hautpflege

Normales Haar

Rückfettende und säuernde Produkte

Es wirkt locker, kräftig und glänzt matt, der Talg ist gleichmäßig verteilt. Zur Reinigung, die nach Bedarf (aber nicht zu häufig) durchgeführt wird, empfehlen sich vor allem Produkte mit rückfettenden und säuernden Wirkstoffen (entsprechend den Syndets für die Haut), damit es nicht zur übermäßigen Entfettung kommt und der Säureschutz der Kopfhaut erhalten bleibt.

Geeignete Haarwässer

Zur Pflege bürstet und kämmt man normales Haar täglich, außerdem wird 1- bis 3mal wöchentlich ein Haarwasser mit kreisenden Bewegungen der Fingerkuppen in die Kopfhaut einmassiert. Gut eignen sich vor allem Haarwässer mit Brennessel, Birke, Klette, Rosmarin, Pantothensäure (B-Vitamin), Eigelb, zum Teil auch Schwefel. Weitere Mßnahmen sind bei normalem Haar in der Regel nicht erforderlich.

Fettiges Haar

Wirkt strähnig und ungepflegt, darf aber nicht zu häufig gewaschen werden

Es wirkt strähnig und ungepflegt, trotzdem darf es nicht zu häufig gewaschen und entfettet werden, sonst reagieren die Talgdrüsen des Haarbodens mit vermehrter Produktion. Wie beim normalen Haar bevorzugt man angesäuerte Reinigungsmittel mit Rückfettern; letztere können die Talgproduktion sogar vermindern. Die Reinigung erfolgt nach Bedarf mehrmals wöchentlich.

Trockenshampoo

Die tägliche Pflege durch Kämmen und Bürsten entfernt einen Teil des überschüssigen Talgs und verteilt den Rest besser. Allerdings genügt das bei diesem problematischen Haartyp meist nicht, oft wird man zwischendurch noch Trockenshampoo anwenden.

Weizenkleie

Als natürliche Alternative empfiehlt es sich, eine Handvoll grober Weizenkleie in den Haaren und auf dem Haarboden zu verteilen, kurz mit den Fingerkuppen zu massieren, damit die Kleie überschüssiges Fett aufsaugt, dann auszuschütteln und kräftig auszubürsten. Danach wirkt fettiges Haar einige Zeit matt glänzend, locker und gepflegt. Eine übermäßige

Entfettung oder Reizung des Haarbodens ist beim
Gebrauch der Weizenkleie ausgeschlossen.
Als Haarwasser eignet sich bei fettigem Haar eine   Haarwasser
Zubereitung mit Schwefel und/oder Salizylsäure als
Grundbestandteilen. Sie wird täglich morgens und
abends vorsichtig in den Haarboden einmassiert, zu
kräftige Massage könnte die Talgdrüsen anregen.
Wenn diese Behandlung nicht genügt, soll bei stark
fettigem Haar der Therapeut zugezogen werden, dann
können nämlich auch innere (z. B. hormonelle) Ursachen bestehen, die gezielt behandelt werden müssen.

Trockenes Haar

Es wirkt meist sehr fein, brüchig und läßt sich schwer   Läßt sich schwer
frisieren, oft fällt es übermäßig aus, der Haarboden   frisieren
kann stärker schuppen.
Zur Reinigung dieses Haars, die so selten wie möglich   Reinigung sollte
erfolgen sollte, gibt es spezielle Produkte, die beson-   selten erfolgen
ders gut rückfettend wirken, zum Teil mit Eigelb und
pflanzlichen Ölen. Nach dem Waschen muß gleich ein
Haarwasser mit Rückfetter einmassiert werden, um
den Fettverlust auszugleichen.
Zur Pflege gibt es zahlreiche Spezialprodukte mit   Pflege
natürlichen Fettstoffen, die das Haar und die Kopfhaut ausreichend versorgen und der Austrocknung
vorbeugen. Alkoholhaltige Haarwässer eignen sich   Haarwässer
weniger gut, da sie oft zu stark entfetten. In erster
Linie gebraucht man Zubereitungen mit pflanzlichen
Ölen. Sie werden ein- oder mehrmals täglich einmassiert. Auch trockene Schuppung der Kopfhaut läßt
sich auf diese Weise bessern.
Das zu trockene Haar wird aber immer problematisch bleiben, mit zunehmendem Alter wird es dünner,
und der Haarausfall nimmt zu. Gute Pflege kann diesen Altersprozeß hemmen.

Schuppendes und ausfallendes Haar

Schuppen und Haarausfall treten nicht nur bei zu
trockenem Haar auf, auch bei fettigem und norma-

Äußere Hautpflege

lem Haar kann es dazu kommen. Unter Umständen begleiten Juckreiz und Entzündung die Schuppung oder den Haarausfall. Dann genügen die üblichen Pflegemittel nicht, fachliche Untersuchung muß zunächst die Ursachen (unter Umständen hormonell) klären, damit gezielt behandelt werden kann.

Basistherapie — Zur Basistherapie eignen sich rückfettende Reinigungsmittel speziell gegen Schuppen, die zum Beispiel Eigelb und/oder Desinfektionsmittel gegen Infektionen (Pilze, Bakterien) enthalten. Auch Produkte mit Schwefel oder Salizylsäure kommen in Frage, weil sie Schuppen lösen und übermäßige Verhornung normalisieren.

Antischuppen-Haarwässer — Zur Pflege verwendet man spezielle Antischuppen-Haarwässer, in denen sich zum Beispiel gerbende Stoffe befinden, die den Haarboden festigen.

Übermäßiger Haarausfall deutet auf innere Krankheiten hin — Übermäßiger Haarausfall, der sich nicht aus lokaler Ursache (wie Infektionen, zu fettige oder trockene Haare) erklären läßt, deutet meist auf innere Krankheiten hin, unter anderem hormonelle Störungen. Das muß fachlich untersucht und gezielt behandelt werden. Durchblutungsfördernde Haarwässer mit pflanzlichen Wirkstoffen (wie Brennessel, Rosmarin), die 2- bis 3mal täglich sanft einmassiert werden, können die »Ernährung« der Haarwurzeln verbessern und das Wachstum kräftiger Haare fördern.

Glatzenbildung — Bei anlagebedingten Störungen des Hormonhaushalts mit Glatzenbildung (praktisch nur bei Männern) gibt es keine zuverlässige Therapie, die meisten dagegen angepriesenen Produkte helfen nur wenig. Man sollte sich mit der Glatze abfinden; wer psychisch stark darunter leidet, kann Haare in die enthaarten Regionen implantieren lassen.

Hilfsmittel für die Frisur — Auf Hilfsmittel für die Frisur, wie Haarfestiger, Haargel, Färbemittel und ähnliche, muß hier nicht mehr eingegangen werden. Gesundes Haar kommt meist ohne sie aus. Wer nicht darauf verzichten will, sollte sie zumindest nicht ständig einsetzen, denn sie können das Haar erheblich strapazieren und schädigen.

Regelmäßige Nagelpflege

Sie rundet die ganzheitliche Vorsorge ab. Zur täglichen Reinigung der Fingernägel taucht man die Fingerkuppen kurz in warmes Wasser mit Seife oder Syndet, dann bürstet man den Raum unter den Nägeln, um Schmutz zu entfernen. Das erhöht auch den Glanz der Nägel, sie wirken gepflegter. Bei Bedarf wiederholt man diese Prozedur mehrmals täglich. Die Zehennägel werden in gleicher Weise gepflegt, aber nicht unbedingt jeden Tag.

Tägliche Reinigung der Fingernägel

Keinesfalls darf zur Reinigung eine Nagelfeile oder ein ähnlicher spitzer Gegenstand verwendet werden, das drückt den Schmutz noch tiefer unter die Nägel und kann außerdem verletzen.

Keine Nagelfeile benutzen

Nach der letzten Reinigung der Fingernägel am Abend trägt man eine fetthaltige Hautcreme auf. Nagellack muß vorher natürlich entfernt werden. Auch die Zehennägel sollen zwischendurch mit Creme gepflegt werden.

Das Kürzen der Nägel erfolgt nach Bedarf, am besten mit einer speziellen Nagelschere. Die Fingernägel werden rund oder länglich geschnitten, die Zehennägel gerade, damit sie nicht vorne ins Fleisch einwachsen können. Bei Bedarf wird das Nagelhäutchen mit einer stumpfen Pinzette zurückgedrückt oder vorsichtig mit einer gebogenen kleinen Schere beschnitten. Dabei darf es nicht zu Einrissen kommen, die sich leicht entzünden und vereitern.

Kürzen der Nägel

Dekorative Kosmetik

Wenn Haut, Haare und Nägel regelmäßig gut gepflegt werden, ist dekorative Kosmetik kaum nötig. Das bedeutet nun nicht, daß strikt auf Make-up, Nagellack, Lippenstift und ähnliche Kosmetika verzichtet werden muß. Wenn man sie dezent verwendet, verbessern sie das Aussehen und unterstreichen die Persönlichkeit, bringen zum Teil sogar Stimmungen und Gefühle zum Ausdruck. Mit Hautpflege zur

Dezent verwenden

Äußere Hautpflege

Gut hautverträglich

Gesundheitsvorsorge hat das jedoch nichts mehr zu tun. Deshalb soll an dieser Stelle nicht weiter auf rein dekorative Kosmetik eingegangen werden. Aus medizinischer Sicht müssen die kosmetischen Produkte vor allem gut hautverträglich sein, dürfen also keine allergischen Reaktionen, Reizungen und Entzündungen verursachen. Diese Forderung erfüllen Kosmetika mit natürlichen Wirkstoffen oft besser (sie können allerdings auch Allergien provozieren), aber es gibt auch genügend verträgliche Produkte mit chemischen Zusätzen. Man muß einfach ausprobieren, was am besten vertragen wird, und bei Hautschädigung sofort das unverträgliche Kosmetikum absetzen. Das gilt selbst für Produkte, die jahrelang problemlos vertragen wurden, aus nicht nachvollziehbaren Gründen aber plötzlich unverträglich werden.

Reichlicher Gebrauch von Kosmetika deutet auf psychische Probleme hin

Reichlicher Gebrauch von Kosmetika deutet nicht selten auf psychische Probleme hin. Vor allem unsichere, gehemmte Menschen mit geringerem Selbstwertgefühl können sich oft nicht mit ihrem Aussehen abfinden, selbst wenn sie objektiv keine gravierenden »Mängel« aufweisen. Sie orientieren sich zu stark an einem Schönheitsideal, dem fast niemand entspricht.

Für psychisch stabile Menschen ist die Abweichung vom Ideal bedeutungslos

Für psychisch stabile Menschen ist die Abweichung vom Ideal bedeutungslos, sie akzeptieren sich so, wie sie nun einmal sind.

Seelische Probleme können auf die Haut übertragen werden

Seelische Probleme hingegen können auf die Haut übertragen werden, was nicht selten zu Auswüchsen beim Gebrauch der Kosmetika führt. Die Betroffenen entsprechen immer noch nicht dem Idealbild, häufig wirken sie aber unnatürlich oder komisch. Im Extrem werden sie geradezu »süchtig« nach Schönheitsoperationen, ohne je mit ihrem Aussehen zufrieden zu sein. Sie finden immer neue »Mängel«, die durch einen weiteren chirurgischen Eingriff korrigiert werden soll (dieses Phänomen nimmt seit einiger Zeit deutlich zu, inzwischen auch bei Männern). In solchen Fällen bedarf es aber nicht kosmetischer und chirurgischer Hilfe, sondern eher psychologischer Unterstützung.

Krankheiten der Haut

Ursachen, Symptome und Therapie

Die von außen und innen gut gepflegte Haut wird seltener krank, weil sie über ausreichende Widerstandsfähigkeit verfügt. Völligen Schutz vor Hautleiden kann aber auch die beste Pflege nicht garantieren. Gerade heute, da die Haut immer stärker von außen durch Umweltschadstoffe und von innen durch Ernährungsfehler belastet wird, nehmen Hautkrankheiten ständig zu, insbesondere allergische Reaktionen. Abgesehen davon können auch Erkrankungen in anderen Teilen des Körpers (beispielsweise Verdauungsstörungen) zu Symptomen an der Haut führen. Gefährlich verlaufen die meisten Hautkrankheiten in unseren Breiten im allgemeinen nicht. Deshalb werden sie oft vernachlässigt, was zu bleibenden Hautschäden (wie Vernarbungen) führen kann, wahrscheinlich auch die Immunfunktionen allgemein beeinträchtigt. Häufig kommen noch psychische Belastungen durch das gestörte Aussehen hinzu, die unter Umständen schlimmer als das Hautleiden selbst empfunden werden.

Deshalb gilt, daß auch scheinbar harmlose Symptome an der Haut konsequent bis zur völligen Ausheilung behandelt werden müssen, am besten ganzheitlich nach den Regeln der Naturmedizin, denen wir hier ebenfalls folgen. Fachliche Hilfe wird bei schwerer verlaufenden oder hartnäckigen Hautleiden erforderlich, außerdem natürlich dann, wenn die Selbsthilfe nicht zum Ziel führt.

Die beste Pflege kann keinen Schutz vor Hautleiden bieten

Hautkrankheiten nehmen ständig zu

Sie verlaufen nicht gefährlich

Auch scheinbar harmlose Symptome müssen behandelt werden

Schädigungen der Haut

Im Alltag erleidet man immer wieder kleinere Hautschäden, z. B. Wunden, Verbrennungen und andere Verletzungen, vielleicht auch Wundsein der Haut, Erfrierungen oder Schwielen und Hühneraugen als Reaktion auf mechanische Schädigung. Kleinere Läsionen können selbst behandelt werden, größere Defekte erfordern fachliche Hilfe.

Wunden, Verletzungen, Narbenwucherung

Offene Wunde

Sofortige Desinfektion ist notwendig

Durch äußere Gewalteinwirkung kann es zur *offenen Wunde* kommen. Da immer Infektionsgefahr besteht, ist sofortige Desinfektion auch bei kleinen Läsionen notwendig. Das früher oft gebrauchte Jod wird heute seltener gebraucht, denn es ist nicht immer verträglich; alternative neue Desinfektionsmittel erhält man in der Apotheke. Vorsorglich sollten sie stets in der Hausapotheke vorrätig sein.

Einfache Wunden läßt man ausbluten

Einfache Wunden läßt man »ausbluten«, bis die Blutung von selbst steht; dabei werden auch Erreger aus der Verletzung geschwemmt. Nach Desinfektion bedeckt man sie mit einem sterilen Pflaster.

Druckverband bei größeren Wunden

Bei größeren Wunden mit stärkerer Blutung muß ein Druckverband angelegt werden. Dazu legt man eine sterile Kompresse auf, die unter leichtem Zug mit einer Binde fixiert wird. Blutet die Kompresse durch, legt man eine weitere auf und fixiert sie unter etwas stärkerem Zug. So kommen fast alle Blutungen zum Stillstand.

Nur im Notfall, wenn starke Blutungen nicht zu stoppen sind, drückt man das verletzte Gefäß vor der Wunde ab oder bindet das Glied ab, damit die Blutung steht. Danach muß möglichst innerhalb von 2 Stunden der Arzt zugezogen werden, sonst stirbt das nicht mehr durchblutete Gewebe ab.

Fremdkörper in einer Wunde

Fremdkörper in einer Wunde dürfen nie entfernt werden, das könnte zu massiven Blutungen führen. Die

Umgebung der Wunde wird steril abgedeckt, erst später wird der Fremdkörper fachlich entfernt. Bei grösseren Wunden muß sofort fachlich behandelt werden. Zur Selbsthilfe wird lediglich die Blutung gestillt und steril abgedeckt; der Therapeut wird die Wunde dann desinfizieren, chirurgisch versorgen, bei Bedarf klammern oder vernähen, damit die Wundränder problemlos verheilen.

Eine richtig versorgte Wunde heilt meist ohne weitere Behandlung. Antibiotische Salben und Pulver sind nur ausnahmsweise nach fachlicher Verordnung angezeigt, nie zur Selbsthilfe, denn sie können die Vernarbung behindern. *Heilung*

Wenn überhaupt eine Therapie erforderlich ist, verwendet man zur Selbsthilfe Naturheilmittel, bevorzugt Kamillen-, Ringelblumen- und Zinksalbe, um die Heilung zu fördern. Auch homöopathische Zubereitungen, vor allem Arnika, Calendula, Hamamelis und Hypericum, können äußerlich und innerlich angewendet werden. Zur Selbsthilfe gebraucht man am besten Salben, Tabletten und Tropfen mit homöopathischen Komplexen, die mehrere geeignete Wirkstoffe enthalten. *Kamillen-, Ringelblumen- und Zinksalbe* *Homöopathische Zubereitungen*

Rötung der Wunde, Wärme- und Klopfgefühl deutet meist auf eine Infektion mit Eiterung hin, die sofort fachlich behandelt werden muß. Das gilt auch, wenn auf der Haut die Rötung eines Lymphgefäßes (wie ein roter Strich) sichtbar wird, die als mögliches Vorzeichen einer akut lebensbedrohlichen Blutvergiftung (Sepsis) gilt. *Rötung der Wunde, Wärme- und Klopfgefühl*

Wenn Blutgefäße unter der Haut verletzt werden, aber keine offene Wunde entsteht, führt das zum *Bluterguß*. Symptomatisch ist der bläuliche Fleck unter der Haut, der sich durch Abbau des Blutfarbstoffs grünlich, dann gelblich verfärbt, bis er völlig verschwindet. Zusätzlich bestehen Schmerzen im verletzten Gebiet. Blutergüsse ohne Schmerzen, die nicht nach Gewalteinwirkung auftreten, deuten zum Beispiel auf Arteriosklerose oder Blutgerinnungsstörungen hin, das muß fachlich geklärt und behandelt werden. *Bluterguß*

Schädigungen der Haut

Therapie

Kleine Blutergüsse durch Verletzung behandelt man mit Enzymsalbe, Pfefferminzöl, Kältespray oder Eisbeutel. Das lindert den Schmerz und stillt die Blutung unter der Haut. Wenn eine weitere Therapie überhaupt notwendig ist, empfehlen sich dazu Enzym- oder Arnikasalbe, innerlich zusätzlich die homöopathischen Mittel Arnica D 12 oder Hamamelis D 3 nach Gebrauchsanweisung.
Bei größeren Blutergüssen und Hämatomen in Gelenknähe muß nach der Soforthilfe fachlich behandelt werden.

Quetschungen

Auch *Quetschungen* treten nach stumpfer Gewalteinwirkung auf, dabei kann es aber zur offenen Quetschwunde kommen. Zusätzlich bildet sich häufig ein Bluterguß. Die geschlossene Quetschung wird wie der Bluterguß behandelt, bei Quetschwunden verfährt man wie bei anderen Wunden. Größere Quetschungen und Quetschwunden werden unbedingt fachlich behandelt.

Wochen bis Monate nach einer Verletzung kann sich an der Narbe eine derbe, flache oder wulstige Wucherung des Bindegewebes entwickeln. Sie dehnt sich unter Umständen auf die nicht verletzte Haut aus. Manchmal kommt es dadurch zu Juckreiz und Spannungsgefühl, weitere Symptome bestehen nicht. Die

Narbenwucherung

Ursachen dieser *Narbenwucherung* (Keloid) sind nicht sicher bekannt, vermutlich beruht sie auf individueller Veranlagung. Die Therapie erfolgt immer fachlich, damit die störende Wucherung vollständig beseitigt werden kann.

Verbrennung – Sonnenbrand

Verbrennungen mit 3 Graden

Bei Verbrennungen durch Hitzeeinwirkung auf die Haut gibt es 3 Grade. Beim 1. Grad entwickelt sich eine schmerzende Hautrötung, beim 2. Grad treten Brandblasen auf, beim 3. Grad erkennt man verkohltes abgestorbenes Gewebe. Bei schweren Verbrennungen besteht das Risiko eines akut lebensbedrohlichen Schocks.

Die Soforthilfe erfolgt bei allen 3 Graden gleich, die verbrannte Hautpartie wird mit klarem kaltem Wasser begossen, bis der Schmerz abklingt; das verringert auch die Schockgefahr.

Soforthilfe

Danach werden kleinere Verbrennungen 1. Grads steril abgedeckt. Keinesfalls darf man »alte Hausmittel« wie Butter oder Mehl auf die Brandwunde bringen, sie können zu Komplikationen führen. Wenn überhaupt weiterbehandelt werden muß, empfehlen sich Ringelblumensalbe, Johanniskrautöl oder homöopathische Salben mit Arnika als Hauptbestandteil. Von innen kann die Heilung durch die homöopathischen Wirkstoffe Arnica D 12 oder Cantharis D 6 begünstigt werden; diese Mittel werden nach Gebrauchsanweisung verabreicht.

Verbrennungen 1. Grades

Keine Butter oder Mehl

Arnikasalbe

Brandblasen dürfen nie aufgestochen werden, sie sollen sich von selbst zurückbilden.

Brandblasen nicht aufstechen

Alle größeren Verbrennungen und Brandwunden 2./3. Grads erfordern nach der Soforthilfe mit kaltem Wasser unverzüglich fachliche Therapie. Auch bei beginnendem Schock, den man unter anderem an jagendem Puls, Blutdruckabfall, Blässe und Bewußtseinsstörungen erkennt, muß sofort der Notarzt gerufen werden, um das Leben des Patienten zu retten.

Verbrennungen 2. und 3. Grades

Zum *Sonnenbrand* kommt es durch unvernünftige Sonnenbäder oder künstliche UV-Bestrahlungen (Höhensonne, Solarium). Er entspricht einer Verbrennung 1. Grads mit Hautrötung, Brennen und Juckreiz. Unter Umständen kann es sogar zur Verbrennung 2. Grads mit Brandblasen und Eiterungen kommen, insbesondere durch die intensivere Sonnenbestrahlung über Eis und Schnee (Gletscherbrand) oder Wasser, weil hier die UV-Strahlen reflektiert werden. Schwerer Sonnenbrand wird oft von Kopfschmerzen, Schüttelfrost und Durchfall begleitet, schlimmstenfalls droht der akut lebensbedrohliche Schock.

Sonnenbrand

Die Haut »verzeiht« keinen Sonnenbrand. Wenn es häufiger dazu kommt, altert sie vorzeitig, das Risiko einer Hautkrebskrankheit nimmt stark zu. Außerdem kann das Immunsystem geschwächt werden. Deshalb

Risiko von Hautkrebs

Schädigungen der Haut

Behandlung

müssen solche Verbrennungen durch allmähliche Gewöhnung an die Strahlung und Sonnenschutzmittel mit ausreichendem Lichtschutzfaktor (s. S. 43) verhütet werden.
Leichter Sonnenbrand wird durch Johanniskrautöl gelindert. Während der Anwendung darf man aber keine Sonnenbäder durchführen. Besteht ausgeprägter Sonnenbrand, muß der Therapeut die notwendigen Heilmittel verordnen. Kopfschmerzen, jagender Puls, Blutdruckabfall und Zittern kündigen einen Schockzustand an, der sofort fachliche Hilfe erfordert (s. a. lichtallergische Reaktionen ab S. 109).

Erfrierung – Frostbeulen

Erfrierungen mit 3 Graden

Die *Erfrierung* (besser Unterkühlung) des gesamten Körpers ist akut lebensbedrohlich und muß sofort in der Klinik behandelt werden. Bei lokalen Erfrierungen unterscheidet man Grad 1 mit zuerst weißlicher, dann geröteter und geschwollener Haut, den 2. Grad mit Blasen und Geschwüren sowie Grad 3, der zu absterbendem und zerfallendem Gewebe führt.

Behandlung

Nur kleine Erfrierungen 1. Grads dürfen selbständig durch Auflagen mit Karotten- und Zwiebelscheiben mehrmals täglich behandelt werden. Als Alternative gibt es in der Apotheke spezielle Salben, die unter anderem Vitamin A oder Lebertran, Eichenrinde und Hamamelis zur Regeneration des Gewebes enthalten. Größere Erfrierungen und alle Kälteschäden ab dem 2. Grad werden nach fachlicher Anweisung behandelt.

Frostbeulen

Symptome

Frostbeulen treten schon bei mäßiger feuchter Kälte auf, wenn zu enge Schuhe und/oder Strümpfe die Durchblutung stören, manchmal auch an den Händen, z. B. durch zu enge Handschuhe. Typisch sind teigige, bläulich-rote Schwellungen an den Zehen- oder Fingergrundgliedern, zum Teil auch an den Knöcheln. Bei Kälte schmerzen sie, bei Wärme tritt Juckreiz auf. Wenn das Gewebe stärker geschädigt ist, entwickeln sich Blasen, Geschwüre, manchmal Eiterungen. Nach der Heilung bleibt oft eine bräunlich-rötliche Verfärbung der Haut bestehen.

Die Volksmedizin behandelt Frostbeulen traditionell mit Knoblauch- und Zwiebelsaft, der 3- bis 4mal täglich aufgetragen wird. *Knoblauch- und Zwiebelsaft*

Zur besseren Durchblutung eignen sich zusätzlich Wechselfußbäder. Zunächst badet man 3 Minuten warm, dann 20–30 Sekunden kalt und sofort wieder 3 Minuten warm; insgesamt wechselt man 3mal zwischen warm und kalt, beendet wird immer kalt. Durch Zusatz von Ackerschachtelhalm, Eichenrinde oder Tormentillwurzel wird die Wirkung der Bäder verstärkt. *Wechselfußbäder*

Bei hartnäckigen Frostbeulen übernimmt der Therapeut die Behandlung. Vorbeugend muß auf gut sitzende Schuhe und Handschuhe geachtet werden.

Hautwolf – Wundliegen

Als *Wolf* (Intertrigo) bezeichnet man gerötete, brennende und juckende Hautreizungen in Körperfalten, insbesondere am Damm, After, zwischen den Oberschenkeln und unter den Brüsten. In schweren Fällen wird die Haut regelrecht »durchgescheuert«. *Wolf*

Verursacht wird das vor allem durch mechanische Reizung, z. B. ungewohnt lange Wanderungen oder Reiten. Begünstigend wirkt das Schwitzen, weil der Schweiß in den Körperfalten schlecht verdunstet, sich zersetzt und die Haut dann zusätzlich schädigt. *Ursachen*

Übergewichtige Menschen sind besonders oft betroffen, denn bei ihnen werden infolge der Fettansammlung manche Körperteile (wie Oberschenkel) bei jeder Bewegung gereizt. Eine Sonderform, die *Windeldermatitis*, tritt bei Säuglingen durch Reizung der Windeln auf. *Besonders oft bei übergewichtigen Menschen*

Windeldermatitis

Hautwolf läßt sich vermeiden, wenn gefährdete Hautpartien vorsorglich mit reiz-(vor allem parfüm-)freiem Puder behandelt werden. Gut bewährt sich zum Beispiel ein entzündungs- und reizmilderndes Kamillenpuder. Deos dürfen in den gefährdeten Zo- *Vorbeugung*

61

Schädigungen der Haut

Behandlung

nen nicht angewendet werden, allenfalls spezielle Intimdeos, sofern sie gut verträglich sind.
Wenn Intertrigo bereits besteht, behandelt man durch Einpudern mit Heilerde oder Zinkpuder, Waschungen mit kühlem Ackerschachtelhalm- oder Kamillentee. Ausgedehnte und tiefere Entzündungen sollen fachlich behandelt werden, damit keine Sekundärinfektion mit Pilzen oder Bakterien eintritt.

Wundliegen gehört zu den gefürchteten Komplikationen bei längerem Krankenlager

Wundliegen (Dekubitus) gehört zu den gefürchteten Komplikationen bei längerem Krankenlager. Besonders gefährdet sind alte, schwerkranke und in ihrer Beweglichkeit behinderte Menschen, Zuckerkranke, Patienten mit Gefäßleiden, übergewichtige und stark abgemagerte Personen.

Ursachen

Die Krankheit entsteht durch Belastung bestimmter Körperstellen durch das Eigengewicht und den Gegendruck der Unterlage. Besonders oft betroffen sind Hinterkopf, Schultern, Ellbogen, Hüften, Gesäß, Knie, Fersen und die Wirbelsäule. Die Druckbelastung vermindert die Durchblutung, das Gewebe stirbt ab, schließlich bildet sich ein Druckgeschwür. Die gefährdeten Partien sind zunächst gerötet, dann entwickelt sich das Geschwür, das rohe Fleisch wird sichtbar. Jetzt besteht auch erhöhte Infektionsgefahr.

Druckgeschwüre müssen vermieden werden

Druckgeschwüre heilen schlecht, können sogar zum Tod beitragen. Deshalb müssen sie durch sachgerechte Pflege möglichst vermieden werden. Das erfordert vor allem im Abstand von 1–2 Stunden die Umlagerung des Patienten, der sich selbst nicht mehr umdrehen kann, damit der Druck immer wieder auf anderen Hautpartien lastet. Unter besonders gefährdete Hautstellen legt man Luft- oder Wasserpolster, wenn nicht eine spezielle Dekubitusmatratze verordnet wird. Ferner ist darauf zu achten, daß der Patient nicht auf Nähten, Falten oder Knöpfen der Bett- und Nachtwäsche liegt.

Sorgfältige Hautpflege spielt eine wichtige Rolle

Eine wichtige Rolle spielt überdies die sorgfältige Hautpflege, insbesondere regelmäßige Reinigung, Wechseln durchnäßter Wäsche und Pflege mit geeigneten Produkten. Bewährt hat sich zum Beispiel die Abwaschung des Körpers mit Franzbranntwein mehrmals täglich, Einpudern der belasteten Hautpartien oder ein spezielles Anti-Dekubitus-Spray nach fachlicher Verordnung.

Besteht bereits ein Druckgeschwür, muß der Therapeut die Behandlung übernehmen. Unter anderem wird er Zink- und Kieselsäurepuder, innerlich vielleicht noch das homöopathische Mittel Arnica D 3 verordnen.

Gute Erfahrungen erzielte man auch mit dem Fönen der betroffenen Hautpartien, die mehrmals täglich abwechselnd kalt und warm (niedrigste Wärmestufe) geföhnt werden; dabei führt man den Fön ständig hin und her. Der Luftstrom trocknet die Hautdefekte, Infektionen wird vorgebeugt und die Heilung durch verbesserte Durchblutung gefördert. Bei schwerem Dekubitus muß unter Umständen chirurgisch behandelt werden.

Fönen der betroffenen Hautpartien

Schwielen und Hühneraugen

Die Bildung von *Schwielen* mit übermäßiger Verdickung und Verhornung der Oberhaut erklärt sich meist aus häufiger/ständiger mechanischer Beanspruchung, an den Füßen zum Beispiel durch ein ungünstiges Schuhwerk. Die Haut versucht, sich durch die Schwiele zu schützen. Man darf sich also nie damit begnügen, die Schwielen immer wieder zu entfernen; wenn die Ursachen nicht beseitigt werden, bildet sich die Verhornung bald neu.

Schwielen

Ursachen müssen beseitigt werden

Symptomatisch ist die deutlich verdickte Hautpartie, die oft schmerzt. Darauf können sich Risse und Schrunden bilden, der Schmerz nimmt dann zu. Auch eine Entzündung oder Eiterung der rissigen Schwiele kommt nicht selten vor.

Symptom

Behandelt wird in einfachen Fällen durch Salben und Pinselungen mit Milchsäure, Salizylsäure oder Harnstoff-Kochsalz-Lösungen (aus der Apotheke), um die Verhornungen zu lösen.

Behandlung

Der Therapeut oder Fußpfleger wird Schwielen mit einem Spezialhobel abtragen, zur Selbsthilfe emp-

Spezialhobel

fiehlt sich das wegen der Verletzungs- und Infektionsgefahr nicht.
Bei entzündeten Schwielen benötigt man neben den obigen hornlösenden Mitteln noch desinfizierende, entzündungs- und schmerzlindernde Salben und Lösungen, die fachlich verordnet werden.

Hühneraugen sind kleine Schwielen an den Zehen, die mit einer Art »Zapfen« in die Tiefe reichen. Wenn sie auf die Knochenhaut drücken, verursachen sie erhebliche Schmerzen; auch Entzündungen führen zu Schmerzen. Fast immer erklärt sich die Erkrankung aus zu engem, drückendem Schuhwerk, manchmal bestehen auch abnorme Knochenvorsprünge.

<small>Hühneraugen</small>

<small>Ursache</small>

<small>Vorbeugung</small> Vorbeugend muß auf gut sitzendes Schuhwerk geachtet werden.

<small>Behandlung</small> Zur Erweichung bestehender Hühneraugen verwendet man hornlösende Tinkturen mit Salizyl- und Milchsäure. Sie bewirken, daß das Hühnerauge nach einiger Zeit schmerzlos herausgehoben werden kann. Tiefer reichende Verhornungen wird der Therapeut vereisen, verätzen oder operativ behandeln, selbst darf man solche Manipulationen wegen der Verletzungs- und Infektionsgefahr nicht vornehmen.

Erbliche und konstitutionelle Hautleiden

<small>Manche Hautleiden werden vererbt</small>

Manche Hautleiden stehen mit ungünstiger Veranlagung in Beziehung, teils werden sie vererbt und kommen dann familiär gehäuft vor. Aber nicht jeder Träger einer solchen Anlage muß tatsächlich erkranken, sie kann ein Leben lang »stumm« bleiben.

<small>Behandlung ist schwierig</small>

<small>Ausschließlich fachliche Therapie</small>

Die Behandlung derartiger Erkrankungen fällt schwer, denn die Veranlagung läßt sich natürlich nicht beseitigen. Alle Therapieversuche bleiben fachlicher Verordnung vorbehalten, Selbsthilfe ist allenfalls ergänzend möglich.

Neurodermitis

Dieses endogene (von innen entstehend) Ekzem entwickelt sich seit einiger Zeit zu einer der häufigsten Hautkrankheiten. Die Ursachen sind noch nicht endgültig geklärt. Veranlagung dazu wird vererbt, auslösend wirken aber wahrscheinlich andere Faktoren, zum Beispiel seelische Einflüsse und individuell unverträgliche Lebensmittel.
Endogenes Ekzem
Ursachen sind nicht geklärt

Im allgemeinen beginnt die Neurodermitis bereits in frühester Kindheit. Mit zunehmendem Alter bildet sie sich auch ohne Behandlung zurück, nach dem 60. Lebensjahr kann sie völlig ausheilen.
Beginn in frühester Kindheit

Anfangs besteht meist Milchschorf mit geröteter, schuppender, nässender und krustiger Haut vor allem an Wangen, Stirn und Kopfhaut. Besonders quälend ist der Juckreiz, der sich zu regelrechten »Krisen« steigern kann, bei denen die Betroffenen sich in ihrer Not blutig kratzen.
Milchschorf
Quälender Juckreiz

Etwa ab dem 3. Lebensjahr ähnelt das Krankheitsbild weitgehend dem bei Erwachsenen, mit vorwiegend juckenden Knötchen, Schuppen, Krusten und ekzemartigen Veränderungen, glanzlos-trockener Haut und flechtenartiger Vergröberung der betroffenen Hautareale.
Symptome

Zunächst betreffen die Symptome besonders Gelenkbeugen und oft auch das Gesäß, später zusätzlich Gesicht, Nacken, Hals, Schultern und Brust. Auch Erwachsene kratzen sich oft blutig, was Infektionen mit Eiterungen begünstigt.

Meist leiden die Patienten im Winter und Frühling besonders stark, außerdem verschlimmert Streß die Symptomatik.
Streß verschlimmert die Symptomatik

Im Verlauf der Neurodermitis kann es zu Komplikationen kommen. Bei etwa jedem 10. Patienten entwickelt sich zum Beispiel nervöser Schnupfen, jeder 6. erkrankt zusätzlich an Bronchialasthma, in seltenen Fällen tritt grauer Star auf. Bei Tests stellt man häufig eine Allergie gegen Hausstaub fest, aber das ist nicht die Ursache des endogenen Ekzems.
Komplikationen

Wenn schwere Krankheitsschübe die Patienten

Erbliche und konstitutionelle Hautleiden

Kortison	besonders quälen, wird man kaum auf Kortikosteroide (wie Kortison) verzichten können. Sie unterdrücken aber lediglich die Symptomatik, heilen können sie Neurodermitis nicht. Längere Anwendung empfiehlt sich wegen der zahlreichen möglichen Nebenwirkungen der Kortikosteroide (wie Zuckerkrankheit, Osteoporose) nie. Vielmehr wird man zur Langzeittherapie verschiedene Naturheilverfahren einsetzen, die später bei Ekzemen (s. S. 107 ff.) vorgestellt werden.
Umstellung der Ernährung	In den meisten Fällen ist auch die Umstellung der Ernährung auf vegetarische Vollwertkost mit reichlich Rohkost hilfreich. Individuell unverträgliche Lebensmittel müssen nach fachlicher Anleitung durch
Suchkost	Suchkost festgestellt werden und sind dann bis zur Heilung aus der Ernährung auszuschließen.
Psychologische Führung der Patienten	Nicht vernachlässigen darf man die gute psychologische Führung der Patienten, die zum Teil entscheidend zur Besserung oder Heilung beiträgt. In einfacheren Fällen genügt autogenes Training oder eine
Autogenes Training	andere Entspannungstechnik, die auch Kinder schon erlernen und selbständig regelmäßig üben können. Schnelle Erfolge darf man bei Neurodermitis nicht erwarten, bis zur anhaltenden Besserung oder Heilung vergeht geraume Zeit. Die Patienten müssen also viel Geduld und Selbstdisziplin aufbringen, aber das
Geduld und Selbstdisziplin sind notwendig	ist gerechtfertigt, denn die Naturmedizin bietet günstigere Aussichten auf Besserung oder Ausheilung als die schulmedizinische Therapie, die lediglich Symptome unterdrückt.*

Schuppenflechte

Psoriasis gehört zu den häufigsten Hauterkrankungen	Die *Psoriasis,* so die Fachbezeichnung für diese Krankheit, gehört zu den häufigsten Hauterkrankungen in unseren Breiten, etwa 1–2 % der europäischen Bevölkerung leiden daran. Als Grundursache

---

*Zur ausführlichen Information eignet sich das Buch »Neurodermitis – Ganzheitstherapie für Körper und Seele« von Gerhard Leibold, erschienen im Jopp/Oesch Verlag, ISBN 3-03 50-5010-4.

besteht wahrscheinlich ungünstige Veranlagung, die familiär gehäuft vorkommt. Man geht heute davon aus, daß diese Anlage die Wanderung der Zellen in der Oberhaut aus der Keimschicht zur Hornschicht beschleunigt.

Im allgemeinen erzeugt das allein aber keine akute Schuppenflechte, ausgelöst wird sie erst durch andere Einflüsse, wie Verletzungen und Reizungen der Haut, hormonelle Veränderungen nach der Schwangerschaft und in der Pubertät, teils nach Infektionskrankheiten. Diese Faktoren lassen die Psoriasis unter Umständen auch wieder verschwinden, eine Erklärung dafür gibt es nicht. *Auslöser*

Ohnehin verläuft die Krankheit unberechenbar. Sie kann lange Zeit symptomfrei bleiben, dann wird sie aus nicht ersichtlichen Gründen wieder für einige Zeit akut. *Unberechenbarer Verlauf*

Bei typischem Verlauf beginnt sie mit einzelnen roten, trockenen Hautflecken, die Stecknadelkopfgröße erreichen. Hauptsächlich kommen sie an Ellbogen, Knien, Rumpf und auf der Kopfhaut vor, aber auch andere Hautzonen können betroffen sein. Im weiteren Verlauf bilden sich auf den Krankheitsherden die typischen silbrig-weißlichen Schuppen, die bis münzgroß werden und teilweise wie Girlanden angeordnet sind. *Typischer Verlauf*

Bei etwa jedem 20. Betroffenen entwickelt sich als Komplikation eine rheumatische Gelenkentzündung. Gelegentlich kommt es zur entzündlichen Rötung, Schwellung und Schuppung der Haut mit starker Belastung des Kreislaufs. Manche Patienten leiden lediglich an gelblichen Verfärbungen und nadelstichartigen Vertiefungen der Nägel, aber daraus kann irgendwann doch das typische Vollbild der Psoriasis entstehen. *Gelenkentzündung als Komplikation*

Nicht selten zieht sich die gesunde Mitwelt von Psoriasiskranken zurück, sobald die Krankheitsherde bemerkt werden. Die Angst vor einer Ansteckung ist aber völlig unbegründet, Schuppenflechte kann nie von Mensch zu Mensch übertragen werden. Da die Patienten selbst oft psychisch stark unter ihrer Krankheit leiden und zur Isolierung neigen, darf die Mitwelt *Unbegründete Angst vor Ansteckung* sie nicht zusätzlich ausgrenzen, sondern sollte so unbefangen wie möglich mit ihnen umgeben.

Behandlung Die Behandlung der Schuppenflechte setzt nach praktischer Erfahrung der Naturmedizin stets eine Veränderung der üblichen Ernährungsgewohnheiten voraus.

Vegetarische Vollwertkost Am besten stellt man die Zivilisationskost auf vegetarische Vollwertkost mit ausreichendem Rohkostanteil um. Das kann zur Umstimmung im Krankheitsprozeß führen, der Voraussetzungen zur Heilung schafft.

Auf dieser Basis wird dann medikamentös durch **Heilpflanzen und Homöopathie** Heilpflanzen und Homöopathie behandelt. Die Pflanzenheilkunde empfiehlt vor allem Brennessel, Johanniskraut und Löwenzahn (fertige Zubereitungen aus der Apotheke), um den Stoffwechsel zu aktivieren und zu entschlacken. Homöopathische Heilmittel müssen individuell ausgewählt werden, zur Basistherapie gibt man oft Sulfur (Schwefel) D 6.

Sanierung der Darmflora Ferner soll die Darmflora saniert werden. Dazu eignen sich Milchzucker und milchsaure Lebensmittel (wie Bioghurt, Sauerkraut), Molkefasten und Mayr-Diätkuren nach fachlicher Anweisung. Auch Arzneimittel mit Darmkeimen können die nützliche Darmflora wieder »aufforsten« und so mit zur Heilung der Psoriasis beitragen. Fertige Zubereitungen mit Milchsäure aus der Apotheke gebraucht man auch äußerlich, um Schuppen zu lösen. Wenn man diese Therapie mit UV-Bestrahlungen kombiniert, wirkt sie meist besser.

Alternativtherapien Genügen die genannten Heilverfahren nicht, kommen außerdem Eigenbluttherapie, Überwärmungsbäder, kalte Heilerdewickel und Klimakuren im Hochgebirge oder am Meer in Frage. Schließlich benötigen Psoriasiskranke meist gute psychologische Unterstützung, um besser mit dem krankheitsbedingten seelischen Leidensdruck fertig zu werden.

Geduld und Selbstdisziplin sind wichtig Geduld und Selbstdisziplin sind auch bei Schuppenflechte notwendig. Der unberechenbare Verlauf der Krankheit erschwert die Beurteilung der therapeutischen Ergebnisse, eine Besserung kann auch spontan unabhängig von der Behandlung eintreten. Aber versuchen sollte man die naturmedizinische Therapie unbedingt, die Schulmedizin kennt keine sinnvollen Alternativen.

Fischschuppenkrankheit

Die Veranlagung zu dieser Krankheit wird vererbt. Ob weitere Faktoren dabei eine Rolle spielen, insbesondere mitbestimmen, wie schwer sie verläuft, ist noch nicht geklärt. *(Veranlagung wird vererbt)*

Es gibt leichte Formen, die kaum stören, und schwere Veränderungen der Haut, die fischschuppen- oder schlangenhautähnlich erscheint. Die Talg- und Schweißdrüsenproduktion vermindert sich, die Funktionsstörungen der Haut scheinen die Anfälligkeit für Erkältungen (und andere Infektionen?) zu erhöhen. Schwerste Formen verringern sogar die Lebenserwartung. *(Verschiedene Formen)*

Bei einer Sonderform kommt das Neugeborene bereits mit einem Hornpanzer zur Welt und ist nicht lebensfähig. *(Sonderform bei Neugeborenen)*

Die aborme Vermehrung und Verhornung der Haut kann nicht geheilt werden, auch die Naturmedizin bietet keine wirksamen Heilverfahren. Der Facharzt kann die Verhornungen zum Beispiel abschleifen und Vitamin A hochdosiert innerlich und äußerlich anwenden. Wie gut das hilft, hängt vor allem davon ab, wie schwer die Krankheit verläuft. Andere Heilmethoden sind derzeit nicht bekannt. *(Keine Heilung möglich)*

Die Patienten leiden naturgemäß auch seelisch sehr stark an der Krankheit. Die Mitwelt zieht sich oft von ihnen zurück, sie selbst neigen ebenfalls zur Isolierung. Eine gute psychologische Betreuung kann helfen, mit der schicksalhaften Krankheit besser umzugehen. *(Neigung zur Isolierung)*

Andere Erbkrankheiten

Auch bei den folgenden Hautleiden besteht eine anlagebedingte oder konstitutionelle Krankheitsbereit- *(Nur Symptomatik lindern)* schaft, die therapeutisch schwer zu beeinflussen ist. Man muß sich oft begnügen, die Symptomatik zu lindern. Einige Krankheitsformen beginnen bereits mit der Geburt oder im frühen Kindesalter, die Lebenserwartung beträgt dann manchmal nur kurze Zeit, andere können auch erst im Erwachsenenalter auftreten.

Epidermolysis bullosa hereditaria

Stoßblasensucht

Diese Krankheit wird auch als *Stoßblasensucht* bezeichnet, weil die Symptome schon durch leichte mechanische Schädigung der Haut provoziert werden. Typisch ist immer die Bildung von Hautblasen, hinzu kommen je nach Verlaufsform weitere Symptome. Unterschieden werden die folgenden Hauptformen:

Epidermolysis bullosa simplex

- *Epidermolysis bullosa simplex,* die mit der Geburt oder in früher Kindheit beginnt, zuweilen auch erst im Erwachsenenalter. Die Blasen können an einzelnen Hautarealen (wie Hand-, Fußflächen, Gliedmaßen) oder am gesamten Körper auftreten, die Mundschleimhaut befallen, zum Teil blutgefüllt sein, außerdem beobachtet man oft Nagelausfall und übermäßiges Schwitzen.

Epidermolysis bullosa atrophicans

- *Epidermolysis bullosa atrophicans* beginnt bei der Geburt mit starker Blasenbildung am ganzen Körper, ausgenommen meist Hände und Füße; hinzu kommen Befall der Mundschleimhaut, Zahn- und Nagelschäden, nicht heilende Geschwüre, teils Haarausfall und verzögertes Wachstum. Bei schwerem Verlauf beträgt die Lebenserwartung kaum mehr als 2 Jahre.

Epidermolysis bullosa dystrophicans

- *Epidermolysis bullosa dystrophicans,* die mit der Geburt oder in früher Kindheit beginnt und zur Blasenbildung an einzelnen Körperregionen (vor allem Gliedmaßen, Hände, Ellbogen, Füße, Knie) führt, begleitet von Blasen auf der Mundschleimhaut, Zahnschäden, Nagelveränderungen und Nagelausfall, teils auch Infektionen und Blutarmut.

Andere Erbkrankheiten

Eine spezifische Behandlung dieser Krankheiten ist derzeit noch nicht möglich, der Facharzt muß sich auf Linderung der Symptomatik beschränken. Der tödliche Ausgang bei den schwersten Verlaufsformen läßt sich nicht aufhalten. — Behandlung ist nicht möglich

Erythema exsudativa – Erythema nodosum

Der Oberbegriff *Erythem* bedeutet entzündliche Rötung der Haut. Unterschieden werden mehrere Formen, hier interessieren lediglich Erythema exsudativa und nodosum. Sie gehören aus der Sicht der Naturmedizin zu den konstitutionell bedingten Erkrankungen, die sich aus der Summe der individuellen körperlichen und psychischen Eigenarten eines Menschen ergeben. Es handelt sich also nicht um erbliche Krankheiten, obwohl Erbanlagen indirekt eine Rolle dabei spielen. — Erythem / Konstitutionell bedingte Erkrankungen

Erythema exsudativa (multiforme), auch *Scheibenrose* genannt, entsteht durch allergische Reaktion auf bestimmte Erreger (wie Herpes-simplex-Viren) oder Arzneimittel (oft Sulfonamide gegen Bakterien), die Zusammenhänge sind noch nicht restlos geklärt. — Scheibenrose

Im unspezifischen Vorstadium treten rheumaartige Beschwerden, Abgeschlagenheit und leichtes Fieber auf, dann bilden sich scheibenförmige, am Rand hellrote, innen bläuliche Herde, unter Umständen mit Blasen. Hauptsächlich entwickeln sie sich an den Streckseiten der Unterarme, an Händen, Fußsohlen, aber auch am Hals und im Gesicht; selten werden Schleimhäute betroffen, dann verläuft die Krankheit meist schwerer. Die einzelnen Herde können girlandenartig zusammenfließen. — Verlauf

Im allgemeinen heilt die Krankheit nach 1–3 Wochen. Zur Therapie bewähren sich homöopathische Wirkstoffe, die fachlich verordnet werden müssen. — Behandlung

Erythema nodosum (Hebrae), die *Knotenrose*, betrifft Frauen häufiger, bevorzugt entsteht sie im Frühjahr und Herbst. Als Grundursache vermutet man wieder allergische Reaktionen der Haut, die aber wahrscheinlich mit Infektionen (wie Streptokokken, — Knotenrose / Ursache

Erbliche und konstitutionelle Hautleiden

Symptome	Tuberkulose) in Beziehung stehen müssen; außerdem diskutiert man einen Zusammenhang mit rheumatischen Erkrankungen.
	Symptomatisch sind gerötete, teigig-derbe, leicht erhabene, schmerzende Knoten in der Haut, die bis 5 cm groß werden; sie bilden sich mehrere Tage lang neu. Im weiteren Verlauf verfärben sie sich durch Abbau von Blutfarbstoff gelblich. Meist besteht allgemeines Krankheitsgefühl, mäßiges Fieber, Kopf- und Gelenkschmerz.
Therapie	Im Durchschnitt dauert die Krankheit 3–6 Wochen, Rückfälle kommen selten vor. Auch hier kann individuell fachlich verordnete Homöopathie die Heilung beschleunigen.

Lichen pilaris – Lichen ruber planus

Lichen, Flechten	Als *Lichen* bezeichnet man verschiedene Formen der Flechtenbildung auf der Haut. Kennzeichnend sind kleine Knötchen und eine Vergröberung der Hautfelderung. Oft kommt es dazu im Verlauf eines Ekzems, hier interessieren aber nur die konstitutionell bedingten Formen.
Betrifft überwiegend junge Mädchen	*Lichen pilaris* betrifft überwiegend junge Mädchen zwischen dem 15. und 20. Lebensjahr. Die Krankheit führt zu roten, derben, etwa stecknadelkopfgroßen Knötchen am Haarbalg. Bevorzugt kommt es dazu an den Streckseiten der Oberarme und Oberschenkel sowie am Gesäß. In der Regel bildet sich die Flechte spontan zurück, aber das dauert unterschiedlich lang.
Therapie	Die Therapie kann die Krankheitsdauer verkürzen, insbesondere durch individuell ausgewählte homöopathische Heilmittel nach fachlicher Verordnung.
Flache Knötchenflechte	*Lichen ruber planus,* die *flache Knötchenflechte,* steht vermutlich mit Autoimmunvorgängen in Beziehung. Das bedeutet, das Immunsystem greift aus noch nicht genau bekannten Ursachen körpereigenes Gewebe
Autoimmunreaktionen	an. Ob solche Autoimmunreaktionen allein die Symptome verursachen oder andere Faktoren hinzukommen müssen, läßt sich noch nicht sicher beantworten.
Symptome	Symptomatisch sind flache, in der Mitte oft einge-

dellte, wachsartig glänzende, meist stark juckende Knötchen. Außerdem gibt es Sonderformen, z. B. mit Blasenbildung, ringförmiger Anordnung, warzenähnlichem Aussehen, Befall der Nägel und Schleimhäute. Bevorzugt sind die Knötchen symmetrisch an den Beugeseiten der Unterarme und Handgelenke, Streckseiten der Unterschenkel, im Bereich der Geschlechtsorgane sowie auf der Mundschleimhaut angeordnet, sehr selten auch am ganzen Körper.

Die Krankheit beginnt meist zwischen dem 30. und 50. Lebensjahr. Die Knötchen breiten sich rasch aus und verteilen sich schubweise, dann geht die Erkrankung in einen stationären Zustand über, der 1–2 Jahre anhalten kann. *Verlauf*

Nach der spontanen Abheilung können Störungen der Pigmentierung und Hautschwund in den betroffenen Regionen zurückbleiben. Schubweise Rückfäll sind noch Jahre nach der Abheilung möglich. *Komplikationen*

Die Therapie gilt als unbefriedigend, denn sie kann nur die Krankheitsdauer abkürzen, aber nicht heilen. *Unbefriedigende Therapie*

Individuelle Homöopathie bildet meist die Grundlage der naturmedizinischen Behandlung, ergänzend gibt man zum Beispiel noch B-Vitamine (Nikotinsäure) und Antihistaminika gegen den Juckreiz. In schweren Fällen können manchmal vorübergehend Kortikosteroide angezeigt sein. Ferner kommt eine PUVA- (= Psoralene – machen die Haut lichtempfindlicher – plus UV-A-Strahlung)Therapie in Betracht. Dazu gibt man vor den UV-Bestrahlungen eine Substanz (wie Ammoidin), die zur erhöhten Lichtempfindlichkeit der Haut führt, das verbessert die Strahlenwirkung. *PUVA-Therapie*

Durchblutungs- und Gefäßstörungen der Haut

Störungen der Hautdurchblutung stehen zum Teil mit organischen Gefäßerkrankungen in Beziehung, teils handelt es sich um Störungen der Gefäßregulation. Betroffen sind die Arterien und/oder Venen. Als Sonderformen kennen wir Feuermal und Blutschwamm, die zu den gutartigen Hautgeschwülsten gehören.

Arterielle und venöse Durchblutungsstörungen

Betreffen oft auch tiefere Gefäßregionen

Störungen der Durchblutung in den Arterien beschränken sich oft nicht nur auf die Haut, sondern betreffen auch tiefere Gefäßregionen (vor allem bei Arteriosklerose). Diese allgemeinen arteriellen Schäden mit Folgen für die Hautdurchblutung können hier nicht abgehandelt werden. Wir beschränken uns auf einige arterielle Störungen, die vor allem an der Haut sichtbar werden.

Akrozyanose

Akrozyanose nennt man die bläulichrote Verfärbung der Haut an den Akren, das sind Finger, Hände, Zehen, Füße, Nase, Kinn, Jochbögen im Gesicht und Augenbrauen. Sie tritt bei Umgebungstemperaturen zwischen 15 und 18 °C auf und wird begleitet von vermehrtem Schwitzen, manchmal auch teigigen Schwellungen und Mißempfindungen. Die mangeldurchblutete Haut wird anfälliger für Warzen, Frostbeulen und Pilzinfektionen. Bevorzugt betrifft das Krankheitsbild junge Frauen. Nach einigen Jahren bildet es sich oft zurück, kann dann aber in den Wechseljahren wiederkehren. Grundursache ist eine nervös-hormonelle Regulationsstörung der Gefäße mit Arterienverengung und Venenerweiterung.

Symptome

Grundursache

Erythrozyanosis puellarum

Als *Erythrozyanosis puellarum* bezeichnet man eine begrenzte Blaufärbung der Haut bei jungen Frauen, die durch Unterentwicklung der Geschlechtsorgane verursacht wird. Auch dabei wird die arterielle

Durchblutung behindert und es besteht die Neigung zu Gefäßverkrampfungen mit Verengung der Arterien.

Die *Raynaud-Krankheit* wird gekennzeichnet durch anfallsweise Durchblutungsstörungen mit Mangeldurchblutung vor allem der Arterien des 2.–5. Fingers. Zunächst kommt es zur Blässe, dann zur Blaufärbung, danach als Reaktion zur Mehrdurchblutung. Man kennt eine *primäre Form* ohne erkennbare krankhafte Ursache, die vor allem bei Frauen auftritt und mit auf hormonelle Regulationsstörungen zurückzuführen ist, sowie die *sekundäre Form,* die zum Beispiel durch Arteriosklerose oder Vergiftungen (Schwermetalle) entsteht. Bei Abkühlung kommt es zur krampfartigen Arterienverengung, unter Umständen stirbt auch Gewebe ab.

Raynaud-Krankheit

Verlauf

Bei den *Störungen der venösen Durchblutung* ist vor allem der variköse Symptomenkomplex zu nennen, gekennzeichnet durch die typischen bläulichen Krampfadern unter der Haut.

Störungen der venösen Durchblutug

Verursacht werden sie oft durch allgemeine, konstitutionell bedingte Bindegewebsschwäche, begünstigend wirken Bewegungsmangel, langes Stehen und Sitzen, Übergewicht und Schwangerschaften. Außer den sichtbaren oberflächlichen Krampfadern können auch nicht erkennbare in der Tiefe bestehen. Zum Teil entwickelt sich das Krankheitsbild sekundär als Folge einer anderen Venenerkrankung.

Krampfadern

Ursachen

Streng genommen gehören *Krampfadern* zu den Gefäßleiden, aber sie können auch zum Hautproblem werden. Da der Blutstrom in den Venen verlangsamt ist, wird die Haut der betroffenen Körperregionen nicht mehr ausreichend mit Blut versorgt. Zunächst verdünnt sie sich, was zum Juckreiz und Ekzem führen kann. Im weiteren Verlauf kann sie zum Geschwür (offenes Bein) aufbrechen, das infolge der Mangeldurchblutung nur schwer heilt. Als weitere Komplikation kann eine Thrombose mit Bildung eines Blutpfropfs in der Vene eintreten. Wenn dieser sich von der Gefäßwand löst, droht die Embolie mit völligem Verschluß eines Blutgefäßes.

Krampfadern können auch zum Hautproblem werden

Durchblutungs- und Gefäßstörungen der Haut

Behandlung | Der variköse Symptomenkomplex erfordert in erster Linie durchblutungsfördernde Maßnahmen, z. B. ausreichend Bewegung, Beingymnastik, homöopathische Arzneimittel und Salben mit Roßkastanie als Hauptbestandteil.

Die konstitutionelle Bindegewebsschwäche als Grundursache läßt sich schwer behandeln, am besten helfen meist Präparate mit Kieselsäure (Reformhaus) oder homöopathische Silicea-Zubereitungen, die kurmäßig 12 Monate (oder länger) verabreicht werden müssen.

Juckreiz und Ekzem | Bei Juckreiz und Ekzem der mangeldurchbluteten Haut muß ebenfalls die Durchblutung verbessert werden, zusätzlich wendet man lokal homöopathische Salben nach fachlicher Anweisung an.

Geschwür | Auch das Geschwür läßt sich oft durch Homöopathie ausheilen, aber nur bei gleichzeitig verbesserter Durchblutung. Thrombosen und Embolien erfordern intensive fachliche Behandlung, zum Teil chirurgische Eingriffe.

Feuermal und Blutschwamm

Diese gutartigen Hautwucherungen beruhen wahrscheinlich auf Erbanlagen, die zur Mißbildung von Hautgefäßen führen.

Blutschwamm | Der Blutschwamm weist erhabene, wurmartig verknäuelte Gefäße auf, die an einen blutigen Schwamm

Feuermal | erinnern. Beim Feuermal liegt eine Erweiterung der kleinen oberflächlichen Hautgefäße vor, die man an der flachen, unterschiedlich großen Hautrötung erkennt. Häufig beobachtet man die Gefäßmißbildungen bereits bei Neugeborenen oder Säuglingen.

Grundsätzlich harmlos | Blutschwamm und Feuermal sind grundsätzlich harmlos, zum Teil bilden sie sich nach einiger Zeit sogar spontan zurück. Wenn das nicht eintritt und die Symptome an sichtbaren Hautpartien (wie Gesicht, Hals) bestehen, leiden die Betroffenen psychisch oft stark unter ihrer »Entstellung«. In solchen Fällen, auf Wunsch aber auch bei größeren Mißbildungen nicht sichtbarer Gefäßbezirke, wird eine Therapie empfohlen. Unter anderem kann man die betroffenen Gefäße bestrahlen, vereisen oder chirurgisch beseitigen. Medikamentös und naturmedizinisch lassen sich die Symptome nicht beeinflussen. Manchmal genügt auch eine gute kosmetische Abdeckung der betroffenen Hautpartien. Diese lebenslang notwendige Maßnahme wird aber verständlicherweise bald lästig. Keine Heilung

Bakterielle Infektionskrankheiten

Die Haut wird ständig von Bakterien aus der Umgebung attackiert, aber sie kann diese meist erfolgreich abwehren. Bakterielle Infektionskrankheiten der Haut setzen daher voraus, daß die Haut in ihrer Widerstandsfähigkeit geschwächt oder vorgeschädigt ist, beispielsweise bei allgemeiner Immunschwäche, Zukkerkrankheit oder Verletzungen. Dann können die Bakterien verschiedene Hauterkrankungen verursachen. Hautwiderstandsfähigkeit ist geschwächt

Abszeß

Den Abszeß erkennt man an einer harten, geröteten, aber kaum schmerzenden Schwellung der Haut, die sich gut gegen die gesunde Umgebung abgrenzen läßt. Dazu kommt es meist, wenn Eitererreger in kleine, nicht richtig versorgte Wunden und Risse eindringen; manchmal werden die Bakterien auch auf dem Blutweg aus anderen Körperregionen in die Haut verschleppt. Symptom
Als Komplikation droht der Durchbruch der Eiterung in Körperhöhlen oder Blutgefäße, was schlimmstenfalls zur akut lebensbedrohlichen *Blutvergiftung* führen kann. Komplikation
Blutvergiftung
Die Naturmedizin versucht, den Abszeß nach außen zu entleeren, sofern er nicht spontan durch die Haut Behandlung

Bakterielle Infektionskrankheiten

Heilerde	bricht. Die Eröffnung der »Eiterbeule« wird beschleunigt durch kalte Auflagen mit Heilerde, die 4- bis 6mal täglich nach Gebrauchsanweisung verab-
Heublumenauflagen	reicht werden. Auch warme Auflagen zum Beispiel mit Heublumen können den Abszeß zur »Reifung« bringen, damit er sich nach außen öffnet. Unter Umständen verschlimmert sich die Eiterung aber durch die Wärme, breitet sich vielleicht gar weiter im Gewebe aus. Deshalb darf Wärme nur nach fachlicher Zustimmung angewendet werden.
Zugsalben	Auch Zugsalben, die den Abszeß durch Erweichung oberflächlicher Hautschichten öffnen können, fördern nicht selten die Ausbreitung der Eiterung im Gewebe, dürfen also nur nach fachlicher Verordnung gebraucht werden.
Homöopathische Wirkstoffe	Besonders gut hilft oft die interne Behandlung mit den homöopathischen Wirkstoffen Hepar sulfuris D 3 und/oder Myristica sebifera D 2 (beide rezeptfrei in der Apotheke). Davon gibt man alle 1–2 Stunden 1 Tablette oder entsprechende Menge Tropfen nach Gebrauchsanweisung. Meist öffnet sich der Abszeß durch diese »homöopathischen Messer« bald und heilt komplikationslos ab.

Läßt sich ein Abszeß durch obige Therapien nicht zufriedenstellend beeinflussen, muß er chirurgisch geöffnet und ausgeräumt werden, damit der Eiter vollständig abfließt. Selbständig darf man diese Operation nie durchführen.

Haarbalgentzündung, Furunkel, Karbunkel

Diese Formen der Hauteiterung ähneln sich, verlaufen aber unterschiedlich schwer.

Haarbalgentzündung durch Infektion von außen	Am gutartigsten verhält sich meist die *Haarbalgentzündung*. Sie erklärt sich fast immer durch Infektion von außen, die in den Haarbalg eindringt, nur selten streuen die Erreger aus anderen Körperregionen über die Blutbahn in die Follikel.
Symptom	Als Symptom tritt eine gerötete, schmerzende Schwellung auf, die aber nicht so schwer wie ein Furunkel verläuft.

Die beim Abszeß genannten Naturheilmittel eignen sich auch bei dieser Krankheit. Wenn die Entzündung dadurch nicht bald geheilt wird, häufig wiederkehrt und/oder die regionalen Lymphknoten anschwellen, muß der Therapeut zugezogen werden.

Furunkel treten durch Infektion mit bakteriellen Eitererregern auf, die entlang der Haarwurzel in die Tiefe vordringen. Dadurch entsteht eine gerötete, schmerzende Schwellung mit einem Eiterpünktchen, gelegentlich kommt Fieber hinzu und die regionalen Lymphknoten können anschwellen.

Als Komplikation kann der Eiter in die Blutbahn oder in Körperhöhlen einbrechen, bei Furunkeln an Nase und Oberlippe wird der Eiter bei unsachgemäßer Therapie manchmal ins Gehirn verschleppt.

Auffällig häufige Furunkel erklären sich nicht selten aus einer dauernden Störung des Säureschutzes der Haut durch zu häufiges Waschen. Auch ständige Reizungen der Haut oder Stoffwechselkrankheiten (vor allem Zuckerkrankheit) begünstigen Furunkel.

Selbsthilfe ist nur bei kleinen, nicht im Gesicht befindlichen Furunkeln möglich. Behandelt wird dann wie beim Abszeß, damit die Eiterung sich nach außen entleert. In allen anderen Fällen muß man den Therapeuten zuziehen, der bei Bedarf Antibiotika verordnet oder den Furunkel chirurgisch öffnet. Häufig wiederkehrende Furunkel müssen sorgfältig diagnostisch abgeklärt werden, damit man die Ursachen ausschalten kann.

Vom *Karbunkel* spricht man, wenn mehrere Eiterbeulen zu einer großen, harten, geröteten, meist sehr schmerzhaften Schwellung mit mehreren Eiterpunkten zusammenfließen. Fachliche Therapie ist dann immer erforderlich, oft wird operative Öffnung der Eiterung notwendig.

Randbemerkungen: Behandlung; Furunkel durch bakterielle Eitererreger; Komplikationen; Störung des Säureschutzes der Haut; Vorsicht bei Selbsthilfe; Fachliche Therapie; Karbunkel*

Bartflechte

Diese Hautinfektion betrifft bevorzugt die Bartregion, unter Umständen aber auch den behaarten

Bakterielle Infektionskrankheiten

Einfache Bartflechte

Tiefe Bartflechte

Behandlung

Keine Antibiotika!

Kopf. Nach Ursachen und Verlauf unterscheidet man folgende Formen:
- *Einfache Bartflechte* durch bakterielle Infektion der Haarbälge und Talgdrüsen der Barthaare, die zu kleinen, geröteten Schwellungen mit Eiterbläschen führt. Beim Rasieren werden sie oft aufgerissen und die Infektion dabei verschleppt, deshalb verläuft sie häufig langwierig.
- *Tiefe Bartflechte* durch Pilzinfektion in der Bartregion, zum Teil auch am behaarten Kopf, die sehr schmerzhafte, große Eiterknoten erzeugt.

Die einfache Bartflechte kann durch Waschungen mit Kamillentee, Kamillen- oder Zinksalbe meist ausreichend beeinflußt werden. Zusätzlich kommen Salben mit Echinacea (Sonnenhut) in Betracht, um die lokale Widerstandsfähigkeit der Haut zu aktivieren. Nach jeder Rasur wird ein desinfizierendes Hautwasser aufgetragen, damit sich die Eiterung nicht ausbreitet. Innerlich können überdies die beim Abszeß genannten homöopathischen Wirkstoffe gebraucht werden. Bei langwierigem Verlauf verordnet der Therapeut vorübergehend meist Antibiotika.

Bei der tiefen Bartflechte sind spezielle Arzneimittel gegen die Pilzinfektion erforderlich, die fachlicher Verordnung vorbehalten bleiben. Homöopathische Wirkstoffe können zusätzlich individuell ausgewählt werden. Antibiotika sind bei Pilzinfektionen nicht nur unwirksam, sie können diese Krankheitserreger sogar begünstigen.

Schmutzgeschwüre – Faulecken

Schmutzgeschwüre

Symptome

Als *Schmutzgeschwüre* bezeichnet man ausgedehnte tiefe Eiterungen durch bakterielle Infektion. Sie müssen nicht unbedingt auf mangelnde Hygiene zurückzuführen sein. Im Verlauf der Krankheit entstehen die wie ausgestanzt aussehenden, erbsen- bis markgroßen, mit Krusten bedeckten Geschwüre, aus denen dünnflüssiger Eiter austritt. Die Erkrankung neigt meist zu hartnäckigem Verlauf.

Eine Sonderform betrifft vorwiegend kränkelnde, schwächliche Kinder mit verminderten Abwehrkräften. Die Geschwüre kommen am Rücken oder am gesamten Körper vor, das Allgemeinbefinden wird durch diese hartnäckige, sehr schwere Verlaufsform deutlich beeinträchtigt. Wenn sie ausnahmsweise Erwachsene befällt, entstehen die Geschwüre vor allem an den Unterschenkeln, die bei besonders schwerem Verlauf absterben. *Sonderform bei kränkelnden Kindern*

Selbsthilfe kommt bei Schmutzgeschwüren nie in Frage, der Therapeut muß frühzeitig zugezogen werden. In der Regel wird durch Antibiotika behandelt. Naturheilverfahren ähnlich wie beim Abszeß sind ergänzend geeignet, aber erst nach fachlicher Verordnung. *Keine Selbsthilfe*

Faulecken entstehen meist in den Mundwinkeln, selten in den Nasen- oder Augenwinkeln. Zuerst tritt hier eine kleine wunde Stelle mit feinen Hauteinrissen auf, die schlecht heilt und deshalb häufig bakteriell infiziert wird. Dann kommt es zu schmerzenden Geschwüren und Krusten. *Faulecken Verlauf*

Hauptsächlich erkranken Kinder und Frauen in den Wechseljahren daran, bei Gesunden beobachtet man sie selten. Es muß also eine Grundstörung bestehen, die Faulecken begünstigt. *Es besteht eine Grundstörung*

Bei Kindern und Trägern von Zahnprothesen stellt man häufig fest, daß ihre Mundwinkel längere Zeit mit Speichel benetzt werden, zum Beispiel in der Nacht, wenn die Prothese nicht getragen wird. Der Speichelfluß reizt die Haut und vermindert ihre Widerstandskräfte, die Erreger können nicht mehr erfolgreich abgewehrt werden. Zu denken ist aber auch an eine Unverträglichkeit des Prothesenmaterials. Nicht zuletzt können chronische Verdauungsstörungen, Zuckerkrankheit, Mangel an B-Vitaminen und/oder Eisen und bei Frauen hormonelle Störungen die Faulecken fördern. Die Ursachen müssen genau geklärt und gezielt behandelt werden, sonst heilt die lästige Krankheit nie endgültig ab. *Kinder mit Zahnprothesen*

Andere Ursachen

Unabhängig von den Ursachen wendet man örtlich Kamillen- oder Zinksalbe an, in schweren Fällen auch *Behandlung mit Salben*

Bakterielle Infektionskrankheiten

Antibiotika, bei unverträglichen Zahnprothesen antiallergische Heilmittel nach Verordnung. Das kann die Symptomatik bald bessern, aber erst die Beseitigung der Ursachen heilt die Faulecken dauerhaft aus.

Scharlach

Kinderkrankheit

Diese bekannte Kinderkrankheit kommt häufig zwischen dem 3. und 8. Lebensjahr vor, selten erkranken auch Erwachsene noch daran.

Verlauf

Etwa 1–7 Tage nach der bakteriellen Infektion kommt es plötzlich zu Schüttelfrost, dem hohes Fieber folgt. Die Mandeln sind stark gerötet, das Schlucken schmerzt. Einige Stunden später bilden sich dann die typischen kleinen, flammend roten Flecken aus, zunächst an Brust und Hals, dann am ganzen Körper. Ein Dreieck zwischen Nase und Kinn

Scharlachmaske

(»Scharlachmaske«) bleibt frei. Mandeln und Gaumen sind stark gerötet und geschwollen, die Zunge ist zuerst weißlich belegt, dann wird sie tiefrot.

Bei gutartigem Verlauf läßt das Fieber langsam nach, der Ausschlag verblaßt, und nach etwa 2 Wochen löst sich die erkrankte Haut in großen Fetzen ab. Oft ist die Krankheit damit überstanden, zukünftig bleibt

Rückfälle sind möglich

man immun dagegen (Rückfälle sind aber möglich).

Komplikationen

Ernster wird die Erkrankung durch Komplikationen, wie vor allem Mandel-, Mittelohr-, Herz-, Nierenentzündung und rheumatische Symptome. Bei Erwachsenen kommen solche Folgekrankheiten häufiger als bei Kindern vor.

> Scharlach wird oft als einfache Kinderkrankheit mißverstanden, tatsächlich handelt es sich dabei aber um eine nicht unbedenkliche bakterielle Infektion.

Scharlach stärkt aus naturmedizinischer Sicht das Immunsystem und begünstigt die allgemeine kindliche Entwicklung. Der Einsatz von Antibiotika muß also sorgfältig erwogen werden und sollte nicht routinemäßig erfolgen.

Das Fieber, grundsätzlich eine erwünschte Immunreaktion, darf keinesfalls zu stark gesenkt werden. Ob Medikamente dazu erforderlich sind, kann nur der Therapeut beurteilen. Kühle Abwaschungen und kalte Wadenwickel genügen oft auch, um die Körpertemperatur schonend zu senken, ohne das Fieber völlig zu unterdrücken. Der Abwaschung kann Ackerschachtelhalm- oder Heublumentee (Zubereitung nach Gebrauchsanweisung) zugefügt werden, das fördert die Abheilung der Hautsymptome. *Fieber nicht zu stark senken*

Wenn der Therapeut zustimmt, legt man zu Beginn der Krankheit 2 Obst- oder Saftfastentage ein. Dadurch wird der Körper entlastet, das Immunsystem aktiviert und überdies reichlich mit Vitalstoffen versorgt, die mit zur baldigen Heilung beitragen. *Fastentage*

Wundrose

Wenn kleinere Wunden und Einrisse der Haut nicht richtig versorgt werden, kann es durch bakterielle Infektion zur Wundrose kommen. *Ursachen*

Sie beginnt mit leichter, stark geröteter Schwellung mit gezackten Rändern. Diese breitet sich schnell aus, Blasen entwickeln sich darauf, das Fieber kann nach Schüttelfrost hohe Werte erreichen. *Verlauf*

Bei Wundrose im Gesicht droht als Komplikation eine Hirnhaut- oder Gehirnentzündung, ferner kann sich eine akut lebensbedrohliche Sepsis (»Blutvergiftung«) einstellen. Wenn eine Gliedmaße betroffen ist, muß diese in schweren Fällen manchmal amputiert werden, um das Leben zu retten. *Komplikationen*

Ein erfahrener Homöopath kann die Wundrose durch individuell richtige Mittel gut beherrschen. Grundsätzlich erscheint das Risiko der genannten Komplikationen jedoch so groß, daß vorsorglich Antibiotika verabreicht werden sollen. Homöopathie ergänzt sie und fördert die komplikationslose Heilung. *Behandlung*

Bakterielle Infektionskrankheiten

Vorbeugung

Zur Vorbeugung der Wundrose soll jede Wunde oder andere Hautdefekt sofort desinfiziert werden. Die dazu notwendigen Arzneimittel gibt es rezeptfrei in der Apotheke, sie dürfen in keiner Hausapotheke fehlen. Gefährdet sind auch kleinste offene Verletzungen, denn die Erreger dringen überall ein. Bei größeren Wunden muß nach der Blutstillung der Arzt zur weiteren Behandlung zugezogen werden.

Hauttuberkulose

Ursachen

Bei Tuberkulose denkt man zunächst an eine Erkrankung der Lungen. Tatsächlich betreffen rund 85 % aller TB-Fälle die Atmungsorgane, aber es gibt auch die Tuberkulose der Haut. Sie kann durch direkte Infektion entstehen, zum Teil werden die Erreger auf dem Blut- oder Lymphweg in die Haut verschleppt oder dringen über Fistelgänge ein.
Lange Zeit galt Tuberkulose in den westlichen Industrienationen als Randproblem, mittlerweile kommt sie aber wieder häufiger vor.
Bei der Hauttuberkulose unterscheidet man die folgenden Formen:

Tuberculosis cutis colliquativa

- *Tuberculosis cutis colliquativa* (Skrofuloderm), die häufigste Form, die zu bläulichroten Knoten in der Unterhaut führt; sie schmelzen ein, brechen nach außen auf und heilen unter Vernarbung und Bildung von Fisteln ab. Hauptsächlich kommt es dazu bei abwehrgeschwächten jungen und alten Menschen, insbesondere an Hals und Gliedmaßen.

Tuberculosis cutis luposa

- *Tuberculosis cutis luposa* (Lupus vulgaris), die meldepflichtige Form, die mit bräunlichroten, wenig erhabenen, oft verhornenden Knötchen beginnt; daraus können sich im weiteren Verlauf oft ausgedehnte geschwürige Hautdefekte, großflächige Vernarbungen und sogar Verstümmelungen der Gliedmaßen entwickeln. Diese Form betrifft vor allem Gesicht und Glieder.

- *Tuberculosis cutis verrucosa* mit warzenartigen Symptomen; vorwiegend kommt sie bei Metzgern Tierärzten und Sektionsgehilfen durch Kontakt mit infizierten Tieren oder Leichenteilen vor, außerdem bei Patienten mit Lungen-TB, die sich am eigenen Auswurf anstecken. Hauptsächlich betroffen sind die Hände.

  Tuberculosis cutis verrucosa

- *Tuberculosis cutis miliaris* mit stecknadelkopfgroßen, teilweise blutgefüllten Knötchen, die bei Menschen mit geschwächtem Immunsystem entstehen.

  Tuberculosis cutis miliaris

- *Tuberculosis cutis primaria,* die hauptsächlich bei kleinen Kindern auftritt, die vorher noch nie Kontakt mit Tuberkuloseerregern hatten; symptomatisch sind Knoten, Geschwüre und Entzündungen der regionalen Lymphgefäße.

  Tuberculosis cutis primaria

- *Tuberculosis cutis ulcerosa,* die zum geschwürigen Gewebszerfall vor allem an Lippen, Zunge, After und Harnröhre führt; die Infektion erklärt sich durch Ausscheidungen mit TB-Erregern (zum Beispiel in Kot, Urin).

  Tuberculosis cutis ulcersa

Jede Form der Hauttuberkulose erfordert ärztliche Therapie mit chemischen Antituberkulotika (Tuberkulostatika), die TB-Erreger hemmen oder abtöten. Dazu gehören zum Beispiel als Basismittel Rifampicin und Streptomycin sowie Reservemittel wie Capnomycin, Protionamid und Teridizon. Zur Behandlung werden in der Regel mehrere Basismittel kombiniert, das beugt unter anderem der Resistenzentwicklung der Erreger vor. Reservemittel gibt man bei Erregern, die gegen Basismittel unempfindlich sind, gegen Rückfälle oder bei Unverträglichkeit der Basismittel. Individuelle Homöopathie kann diese Medikamente unterstützen, aber niemals ersetzen.

Ärztliche Therapie

Infektionen durch Pilze

Pilzhysterie

In den letzten Jahren wurde so viel über Pilzinfektionen berichtet, daß bei manchen Menschen eine regelrechte »Pilzhysterie« ausbrach. Ein Teil der Therapeuten unterstützte das noch durch teilweise »abenteuerliche« Diagnosen, etwa von Pilzen, die überhaupt nicht nachzuweisen waren. Manchmal ging das so weit, daß bei nahezu allen Beschwerden irgendwelche Pilze als Grundursache verdächtigt wurden.

Pilzinfektionen sind auf dem Vormarsch

Tatsache ist, daß Pilzinfektionen auf dem Vormarsch sind; in den letzten 10 Jahren haben sie sich in den westlichen Industrienationen ungefähr verdreifacht.

Gründe

Das erklärt sich unter anderem aus falscher Ernährungsweise, Bekleidung aus synthetischem Material und zu häufiger Verordnung von Antibiotika, die der nützlichen Hautflora schaden und das Pilzwachstum begünstigen. Aber so häufig, wie unqualifizierte und/oder geschäftstüchtige Therapeuten diagnostizieren, kommen sie mit Sicherheit nicht vor. Man darf das Problem nicht unterschätzen, aber auch nicht unverantwortlich hochspielen.

Mykosen

Mykosen, so der Fachbegriff für Pilzkrankheiten, können im gesamten Körper auftreten, oft zum Beispiel im Darm und in der Scheide. Auch die Haut erkrankt häufiger daran. Unter Umständen werden Hautmykosen in innere Organe verschleppt, was schlimmstenfalls akut lebensbedrohlich werden kann. Einige der häufigsten Hautmykosen sollen nun genauer vorgestellt werden.

Hefepilze
Risikopatienten

Hefepilze, in erster Linie *Candida albicans,* gelten als besonders weit verbreitet. Besonders gefährdet sind Diabetiker, Krebs-, Leukämiekranke, Übergewichtige, Schwangere und Frauen, die regelmäßig die »Pille« zur Schwangerschaftsverhütung einnehmen. Außerdem drohen Candida-Infektionen oft nach einer Therapie mit Antibiotika.

Vorkommen

Hauptsächlich treten sie in Achseln, Leisten- und Genitalgegend, an Händen, Füßen und Nägeln auf. Durch Körperöffnungen können sie in innere Organe

verschleppt werden, z. B. in Darm, Scheide, Harnröhre und Bronchien.
Außer Candida gibt es noch eine Reihe anderer Pilze, die dem Menschen gefährlich werden können (s. u.).

Hand- und Fußmykosen

Der *Fußpilz* kommt heute besonders häufig vor. Oft liegt eine Infektion mit Schimmelpilzen zugrunde, aber auch andere Pilze können zu *Tinea pedis* (so die medizinische Bezeichnung) führen. Die Zunahme der Fußmykosen erklärt man unter anderem aus synthetischem Material in Strümpfen und Schuhen, das die Verdunstung von Schweß behindert, unter Umständen sogar vermehrten Fußschweiß provoziert. Eine weitere Gefährdung besteht in öffentlichen Bädern und Saunen, in denen Pilze ideale Lebensbedingungen (feucht, warm) vorfinden. Schließlich spielen die oben bereits genannten Krankheiten und Ernährungsfehler oder hormonhaltige Verhütungsmittel eine Rolle. Fußpilz
Tinea pedis
Ursachen

Die Fußmykose beginnt häufig mit Bläschen, die schuppend abtrocknen oder platzen und dann zu geröteten, nässenden Herden werden. Nicht selten kommen schmerzende Risse in der Haut hinzu. Verlauf

Die Krankheit betrifft besonders die Zehenzwischenräume, überdies kann sie die Sohlen und Zehenspitzen befallen. Bei Mykosen der Zehennägel verdicken sich diese, werden krallenförmig und wirken gräulichbraun. Zehenzwischenräume

Tinea pedis kann durch sorgfältige Fußhygiene und richtige Fußbekleidung oft verhütet werden. Die Füße sollen täglich gewaschen werden, danach trocknet man sie gründlich ab, insbesondere zwischen den Zehen. Dazu soll ein gesondertes Handtuch verwendet werden, das man möglichst nur einmal gebraucht, damit die Pilze nicht verschleppt werden. Vorbeugung

Die Füße sollen trocken gehalten werden; das erreicht man am besten durch Strümpfe aus Naturmaterialien (Baumwolle, Wolle) und Schuhwerk aus Leder (keine

Synthetik), häufiges Tragen luftiger Sandalen und Barfußgehen. Die Strümpfe wechselt man täglich, das Schuhwerk alle 2–3 Tage.
Wer zu vermehrtem Fußschweiß neigt, kann vorsorglich Puder oder andere schweißhemmende Produkte (Apotheke) verwenden. Dann muß aber auch die Ursache der vermehrten Schweißabsonderung diagnostiziert und gezielt behandelt werden.
In öffentlichen Bädern und Saunen, wo ein besonders hohes Infektionsrisiko besteht, schützt man sich durch die dort stets vorhandenen Sprühanlagen, die ein pilztötendes Mittel abgeben, vor einer Ansteckung. Leider wird diese Möglichkeit immer noch zu selten genutzt, teils befinden sich auch die Sprühanlagen in schlechtem Zustand oder sind nicht mehr gefüllt.
Darüber hinaus muß verhindert werden, daß ein günstiges Milieu für eine Pilzinfektion entsteht. Das erfordert richtige Ernährung und Therapie möglicher Krankheiten, die Mykosen begünstigen. Nur diese ganzheitliche, über lokale Maßnahmen hinausgehende Vorsorge schützt so gut wie möglich vor Mykosen.

Ganzheitliche Vorsorge

Behandlung

Bei bestehendem Fußpilz werden die Füße täglich 2mal gewaschen, bevorzugt mit einem Syndet, das den Säureschutz der Haut gleich wieder herstellen kann (pH 5,5 ist optimal – beachten Sie die Angaben auf der Packung). Nach dem Waschen wird gründlich abgetrocknet, insbesondere zwischen den Zehen. Dann wendet man ein fachlich verordnetes Antimykotikum (Puder, Spray, Pinselung) an. Diese Behandlung erfolgt genau nach Anweisung und darf nicht zu früh abgebrochen werden, sonst drohen Rückfälle.
Zwar enthalten die Antimykotika chemische Bestandteile, die nicht immer gut verträglich sind, aber es gibt keine ebenso gut wirksame Alternative. Deshalb können mögliche Nachteile in Kauf genommen werden, eine Verschleppung der Mykose in innere Organe wäre schlimmer.
Bis zur Heilung der Fußmykose wechselt man Strümpfe und Schuhe täglich. Geeignet sind nur Baumwoll-

und Wollstrümpfe, die heiß gewaschen werden kön- Baumwoll- und
nen und keine verstärkte Schweißabsonderung pro- Wollstrümpfe
vozieren, und Schuhe aus Leder. Wann immer mög- Schuhe
lich trägt man offene Sandalen, die ein für die Erreger
günstiges feucht-warmes Milieu vermeiden. Die
Schuhe sollen innen täglich mit einem antimykoti-
schen Spray behandelt werden, sonst halten sich Pilze
darin und führen immer wieder zu Rückfällen.
Bei konsequent nach Verordnung durchgeführter
Therapie heilt die Fußmykose auf diese Weise bald
ab. Allerdings darf man sich damit nicht begnügen,
vielmehr gilt es, die Grundursachen der Krankheit Grundursache der
(wie Fehlernährung, Diabetes) zu erkennen und Krankheit erkennen
gezielt ebenfalls zu behandeln. Nur unter dieser Voraussetzung lassen sich Rückfälle so gut wie möglich
verhüten.
Handmykosen kommen seltener als Fußpilz vor. Sie Handmykosen
entstehen durch direkte Infektion, z. B. beim Kontakt Ursachen
(Händeschütteln) mit einer infizierten Person. Häufig
müssen aber zunächst günstige Bedingungen für eine
Mykose bestehen, wie vermehrter Handschweiß oder
Krankheiten (s. Fußmykose). Die Symptomatik ähnelt der bei Tinea pedis. Zur Vorbeugung und Therapie gilt sinngemäß, was oben beim Fußpilz ausgeführt
wurde.

Trichophytien – Pityriasis alba

Durch Infektion mit Pilzen der Gattung *Trichophyton*
entsteht die danach benannte *Trichophytie*. Sympto- Trichophytie
matisch sind die meist kreisrunden, gegen die gesunde Symptome
Umgebung scharf abgegrenzten, geröteten Herde. Sie
sind häufig von einem flachen Ringwall umgeben und
schuppen unterschiedlich stark. Im Einzelfall bestehen auch Bläschen, Knötchen, bei Trichophytien an
Haarbälgen sogar Eiterblasen.
Bevorzugt betrifft die Mykose Ober- und Unter- Vorkommen
schenkel, Hüften, Unterarme, Hals, Brustbereich,
behaarte Kopfhaut und Zehenzwischenräume. Der
Kopf wird bei Kindern häufiger befallen, dann kann

Infektionen durch Pilze

Übertragung	es zum kreisrunden Haarausfall kommen, der nach Heilung der Mykose durch nachwachsende Haare wieder bedeckt wird. Die Übertragung von Trichophyton kann unter anderem durch Haustiere (Hunde, Katzen, Hamster) erfolgen. Es gibt aber auch einen Infektionsweg von Mensch zu Mensch, unter anderem durch Friseure, die sich bei der Arbeit anstecken können.
Behandlung	Zur Therapie werden lokal antimykotische Salben nach Verordnung verabreicht. Veränderungen des Hautmilieus (z. B. bei Zuckerkrankheit) spielen bei Trichophyton offenbar keine Rolle.
Pityriasis alba	*Pityriasis alba* (versicolor), auch als »Kleienpilzflechte« bekannt, wird durch den Pilz *Malassezia furfur* hervorgerufen. Die Krankheit tritt an talgdrüsenreichen Hautpartien auf, insbesondere Brust, Rücken, Innenseiten der Oberarme und Oberschenkel.
Symptome	Symptomatisch sind weißliche, schmutziggelbe oder bräunliche Flecken, die sich beim Schwitzen röten können. Häufig sind sie mit Schuppen bedeckt. Die Mykose setzt voraus, daß die Schweiß- und Talgdrüsen verstärkt arbeiten, was für die Pilze offenbar günstige Lebensbedingungen schafft.
Behandlung	Die Therapie erfolgt zum Teil durch antimykotische Salben. Bei großflächigem Befall eignet sich eine Lösung mit Salizylsäure nach praktischer Erfahrung der Naturmedizin oft besser. Bis zur Abheilung soll Sonnenbestrahlung vermieden werden, da die Pilzkrankheit offenbar die Pigmentierung nach UV-Bestrahlung behindert.

Erythrasma und Erbgrind

Erythrasma	Die als *Erythrasma* bezeichnete Mykose entsteht durch Infektion mit *Mikrosporum minotissimum*. Als
Symptome	Symptome treten vor allem in Achselhöhlen, Leistenbeugen, an den Innenseiten der Oberschenkel, in der Afterumgebung, zwischen den Zehen, bei Frauen auch unter den Brüsten, die scharf begrenzten, rötlich-braunen, leicht schuppenden Flecken auf, die in

der Regel symmetrisch angeordnet sind. Durch Kratzen verstärkt sich die Schuppung der betroffenen Hautpartien.

Zur Therapie wendet die Schulmedizin oft Erythromycin an. Als Alternative versucht die Naturmedizin einen in der Apotheke zubereiteten Salizylsäure-Resorcin-Glycerin-Spiritus, der sich ebenfalls gut bewährt. Die Entscheidung über die individuell am besten geeignete Behandlung bleibt dem Therapeuten vorbehalten.   *Behandlung*

Als *Erb-(Kopf-)grind*, medizinisch *Tinea capitis favosa*, bezeichnet man eine ansteckende chronische Pilzinfektion mit dem Erreger *Trichophyton schönleinii*, der besonders Kinder befällt. Vererbt wird die Mykose nicht, aber sie kann durch Ansteckung familiär gehäuft auftreten. Vorwiegend wird der behaarte Kopf befallen.   *Erbgrind Tinea capitis*

Symptomatisch sind gelbliche, bröckelige, wabenartige dicke Auflagerungen. Sie vernarben und können dauernden Verlust der Haare in den betroffenen Arealen der Kopfhaut hinterlassen. Auffällig ist auch noch ein unangenehmer Geruch.   *Symptome*

Zur Therapie eignet sich nur der chemische Wirkstoff Griseofulvin, der bei rechtzeitiger Anwendung die Krankheit bald deutlich bessert und dauernden Haarausfall verhütet. Die Behandlung muß nach fachlicher Anweisung erfolgen, bis die Mykose vollständig überwunden ist.   *Behandlung*

Mikrosporie der Kopfhaut

Diese Mykose wird durch den Erreger *Mikrosporon audounini* verursacht. Sie tritt hauptsächlich vor der Pubertät auf und betrifft bevorzugt den Haarboden.

Symptomatisch sind rundliche, mit feinen Schuppen bedeckte Herde, in denen scheinbar die Haare ausfallen. Bei genauerer Untersuchung stellt man aber unter der Schuppung fest, daß die meisten Haare über dem Haarboden abgebrochen sind und Haarstümpfe zurückbleiben.   *Symptome*

Behandlung

Die sehr ansteckende Krankheit beobachtet man in Kindergärten und Schulen oft epidemisch. Ab der Pubertät scheinen die vermehrt produzierten Fettsäuren der Talgdrüsen die Ansteckungsfähigkeit der Pilze zu hemmen, deshalb kommt Mikrosporie danach relativ selten vor.
Zur Therapie werden antimykotische Salben und Lösungen aufgetragen. Bei Bedarf ergänzt man durch innere Behandlung, wobei sich vor allem das Antimykotikum Griseofulvin gut bewährt. Die Therapie bleibt fachlicher Verordnung vorbehalten. Vorbeugung bei Mikrosporie-Epidemien an Schulen und Kindergärten ist praktisch kaum möglich.

Virusinfektionen der Haut

Durch Viren werden einige der häufigsten Hautinfektionen hervorgerufen, insbesondere Herpes-simplex-Erkrankungen. Manche verlaufen in der Regel harmlos (wie Windpocken), andere (etwa Masern) sind als ernstere Erkrankungen anzusehen. Mittlerweile gibt es gegen manche Virusinfektionen zwar Arzneimittel, die hemmend auf die Erreger wirken, aber wir sind noch weit davon entfernt, Viren medikamentös ähnlich wie Bakterien durch Antibiotika auf breiter Front bekämpfen zu können.

Herpes simplex

Erreger sind weit verbreitet

Erstinfektion

Infektionen mit dem Herpes-simplex-Virus (kurz HSV) erleiden wir praktisch alle. Die Erreger sind weit verbreitet und gelangen durch kleine Haut- und Schleimhautdefekte in den Körper. Die Erstinfektion, die fast immer unauffällig verläuft, erfolgt meist bereits vor dem 5. Lebensjahr. Von den jüngeren Erwachsenen besitzen etwa 85 %, von den älteren mehr als 90% Antikörper gegen HSV, die durch eine vorangegangene Infektion erworben wurden.

Im Gegensatz zu vielen anderen Erregern hinterläßt die Erstinfektion mit HSV keine lebenslange Immunität, man kann also immer wieder an Herpes simplex erkranken. *Keine lebenslange Immunität*

Unterschieden werden die Virustypen HSV 1 und HSV 2; letzterer wird teilweise beim Geschlechtsverkehr übertragen und deshalb auch als »genitaler Stamm« bezeichnet. Die Ansteckung erfolgt durch Schmier- und Tröpfcheninfektion aus Herpesherden oder über gesunde Dauerausscheider. *HSV 1 und 2*

Nach heutigem Wissen dringt HSV in die Nervenenden ein und gelangt zur Nervenzelle. Hier können die Viren lange Zeit unbemerkt bleiben. Unter bestimmten Umständen, vor allem Fieber, Verletzungen, UV-Strahlung, hormonelle Einflüsse (oft während der Monatsblutung) und psychische Faktoren, werden sie reaktiviert und erzeugen erneut Herpessymptome. *Verlauf*

Solche Rückfälle können über lange Zeit (teils periodisch) wiederkehren. Begünstigt werden sie durch Schwächung des Immunsystems und Arzneimittel (wie Kortikosteroide), die Abwehrreaktionen teilweise unterdrücken. Auch ein Zusammenhang mit Magen-Darm-Störungen scheint zu bestehen, läßt sich allerdings noch nicht genau erklären. *Rückfälle*

Symptomatisch sind zunächst Juckreiz und Spannungsgefühl der betroffenen Hautpartie. Dann treten Gruppen kleiner Bläschen auf geröteter Haut auf, die zu Krusten eintrocknen und innerhalb von 8–10 Tagen ohne Narben verschwinden. Zum Teil schwellen auch die regionalen Lymphknoten an. *Symptome*

Bevorzugt kommt Herpes simplex an Lippen, Genitalregion, Penis, Naseneingang, Wangen, seltener Ohrläppchen und Augenlidern vor. Aber auch jede andere Hautpartie kann betroffen sein. *Vorkommen*

Als Komplikation kann es im Einzelfall zur Infektion der Augen, gelegentlich auch des Gehirns kommen, bei Neugeborenen droht manchmal eine akut lebensbedrohliche Herpesepsis (»Blutvergiftung«) mit hoher Sterblichkeit. *Komplikation*

Virusinfektionen der Haut

	In Tierversuchen und an Zellkulturen stellte man fest, daß HSV Zellen krebsartig verändern kann. Beim Menschen könnte HSV 2 vielleicht zum Krebs des Gebärmutterhalses beitragen, das läßt sich noch nicht endgültig beurteilen.
Behandlung	Zur Herpestherapie wendet man seit langem Zink an, der desinfizierend wirkt und die Bläschen schneller austrocknet. Inzwischen gibt es auch chemische Virostatika, die eine Virusvermehrung hemmen; sie bleiben ärztlicher Verordnung vorbehalten.
Neueres Arzneimittel mit Melisse	Besonders gut hilft oft ein neueres Arzneimittel aus der Heilpflanzenforschung mit Melisse, die Herpeserreger hemmen kann, die Bläschen schneller austrocknet, die Abheilung beschleunigt und der Verschleppung der Erreger in andere Körperregionen vorbeugt. Wenn Herpessymptome wiederkehren, kann Melisse die beschwerdefreie Zeit verlängern, vielleicht schließlich doch noch zur Heilung führen. Die Melissensalbe ist rezeptfrei in Apotheken erhältlich und kann in leichteren Fällen zur Selbsthilfe angewendet werden.
Homöopathische Therapie innerlich	Neben dieser spezifischen Therapie von außen kann innerlich homöopathisch behandelt werden. Die geeigneten Wirkstoffe müssen aber individuell vom Therapeuten ausgewählt werden, sonst bleiben sie oft unwirksam. Nicht zuletzt kommt es auch darauf an, das Immunsystem insgesamt zu stärken, damit es die Viren aus eigener Kraft überwindet. Dazu eignen sich Immunmodulatoren wie die Heilpflanze Echinacea (Sonnenhut).
Sonnenbäder meiden	Bis zur Heilung sind Sonnenbäder und UV-Bestrahlungen zu vermeiden, in der symptomfreien Zeit darf man sich nie zu lang der UV-Strahlung aussetzen. Magen-Darm-Störungen als mögliche Mitauslöser akuter Herpesschübe werden zusätzlich gezielt nach fachlicher Anweisung behandelt.

Windpocken – Gürtelrose

Varicella-zoster-Virus	Die Wind-(Wasser-)pocken entstehen durch Infektion mit dem *Varicella-zoster-Virus,* das zu den Herpes-

Windpocken – Gürtelrose

viren gehört. Es handelt sich also nicht um die »echten« Pocken, diese lebensbedrohliche Viruskrankheit gibt es heute praktisch nicht mehr.

Die Erstinfektion erfolgt meist schon im Kindesalter durch Tröpfcheninfektion aus dem Nasen-Rachen-Sekret erkrankter Personen, teils auch durch Schmierinfektion beim Kontakt mit Urin oder Stuhl sowie durch abgefallene Hautkrusten. *Erstinfektion*

Man ordnet die Windpocken den typischen Kinderkrankheiten zu; Erwachsene erkranken nur noch selten daran, denn die Erstinfektion erzeugt in der Regel lebenslange Immunität. *Typische Kinderkrankheit*

Die Inkubationszeit zwischen Ansteckung und Auftreten akuter Symptome beträgt 12–21 Tage. Dann beginnt die Krankheit unspezifisch mit mäßigem Fieber und allgemeiner Mattigkeit. Danach bilden sich stecknadelkopf- bis linsengroße, juckende rote Hautflecken, die schubweise auftreten. Bevorzugt betreffen sie Kopfhaut, Gesicht und Rumpf, außerdem die Schleimhäute. Im weiteren Verlauf entstehen Bläschen, die wäßriges Sekret, selten Blut enthalten. Später verkrusten sie gelblich-bräunlich, trocknen ein und fallen nach 2–3 Wochen ab. Damit ist die Krankheit meist ohne Narben geheilt. *Verlauf* / *Symptome*

Komplikationen kommen bei Windpocken relativ selten vor. Manchmal treten Vernarbungen auf, die eine dermatologische Nachbehandlung erfordern. Im Einzelfall kann es zu Mittelohr-, Lungen-, Hirnhaut-, Gehirn-, Nieren- und Muskelentzündung kommen, die gezielt nach fachlicher Verordnung behandelt werden müssen. *Selten Komplikationen*

Gefährlich können Windpocken zwischen der 8. und 21. Schwangerschaftswoche werden. Vor allem Mißbildungen, Muskelschwäche und Augenleiden drohen dann beim ungeborenen Kind. Erkrankt die Mutter 5 Tage vor bis 2 Tage nach der Geburt an Windpocken, kann es zur schweren Infektion beim Neugeborenen kommen. Deshalb wird man bei Schwangeren, die noch keine Antikörper gegen Windpocken besitzen, und bei abwehrgeschwächten Patienten vorsorglich passiv durch spezifische Antikörper gegen *Gefährlich in der Schwangerschaft*

Virusinfektionen der Haut

Behandlung

Gürtelrose

Zwischen dem 60. und 70. Lebensjahr

Verlauf

Schmerzen und Ausschlag

die Viren immunisieren. Gefährdete Neugeborene erhalten außerdem das Virostatikum Aciclovir.
Die Therapie richtet sich gegen die Symptome und versucht, das Immunsystem anzuregen. Einleitend sollen 2 Saftfastentage eingelegt werden, danach bis zur völligen Heilung rohkostreiche vegetarische Kost.
Äußerlich führt man kalte Ganzwaschungen durch, gegen den Juckreiz kann man dem Wasser Mentholspiritus (Apotheke) zufügen. Auch Salben mit homöopathischen Wirkstoffen, die fachlich verordnet werden, eignen sich oft gut. Antibiotika benötigt man nur, wenn eine bakterielle Zusatzinfektion droht, insbesondere durch Abkratzen der Krusten.
Die *Gürtelrose* (Herpes zoster) entsteht durch Infektion mit dem Windpockenvirus oder durch Reaktivierung der in Nervenzellen vorhandenen Viren, wenn das Immunsystem geschwächt ist.
Bevorzugt tritt die Krankheit zwischen dem 60. und 70. Lebensjahr auf. Nach praktischer Erfahrung kann eine noch symptomlose Krebserkrankung bestehen, das muß durch gründliche Untersuchung abgeklärt werden. Zwar besteht kein direkter Zusammenhang zwischen Gürtelrose und Krebs, aber die Immunschwäche begünstigt auch Tumoren.
Die Inkubationszeit zwischen Ansteckung und Ausbruch der akuten Krankheit beträgt 7–14 Tage. Dann beginnt die Gürtelrose oft mit einem unspezifischen Vorstadium, das zu leichtem Fieber, allgemeiner Abgeschlagenheit und Gliederschmerzen führt. Anschließend treten die Nervenschmerzen und Hautsymptome auf.
Zunächst kann die Krankheit auch nur mit Ausschlag oder Nervenschmerzen beginnen, das jeweils andere Symptom kommt dann später hinzu.
Schmerzen und Ausschlag betreffen vorwiegend nur eine Körperhälfte, abhängig vom Versorgungsgebiet des Nervs, dessen Nervenknoten infiziert ist. Bei gut der Hälfte aller Patienten spielt sich die Gürtelrose im Bereich eines Nervs des Brustkorbs entlang der Rippen ab, ferner erkranken die Gesichtsnerven häu-

figer. Aber auch in anderen Körperregionen (z. B. Oberschenkel) kann es zur Krankheit kommen.
Der Ausschlag führt zu Bläschen im Versorgungsgebiet des betroffenen Nerven, die meist zu Gruppen angeordnet sind. In ihnen befindet sich wäßriges, später zum Teil blutig-eitriges Sekret. Mehrere Tage lang treten immer neue Bläschen auf. Nach einiger Zeit platzen sie, trocknen ein und heilen innerhalb von 2–4 Wochen ab, sofern nicht durch Zusatzinfektion eine Vereiterung entsteht. Wenn die Viren verschleppt werden, drohen als Komplikationen Augeninfektionen, die bleibende Sehstörungen hinterlassen können, oder Entzündungen der Hirnhäute und des Gehirns. Ungleich schlimmer als der Ausschlag fallen die Nervenschmerzen aus. Sie können sehr stark auftreten und verschwinden nicht unbedingt mit dem Ausschlag, sondern halten zum Teil Wochen bis Monate (manchmal jahrelang) an. Insbesondere alte Menschen leiden nach Gürtelrose oft noch lange an starken Schmerzen.

Bläschen

Komplikationen

Starke Nervenschmerzen

Die Schmerzlinderung ist deshalb besonders wichtig. Der Naturmedizin stehen dazu Homöopathie, Neuraltherapie und Akupunktur zur Verfügung, ergänzt durch Injektion von B-Vitaminen. Bei besonders starken und hartnäckigen Schmerzen kann Schröpfen versucht werden. Wenn das alles nicht genügt, sind starke chemische Schmerzmittel angezeigt, deren mögliche Nebenwirkungen als das »geringere Übel« erscheinen. Die Schmerztherapie muß frühzeitig einsetzen, damit längere Schmerzen möglichst vermieden werden.

Schmerzlinderung

Der Ausschlag wird oft durch kalte Lehmwickel gut beeinflußt. Sie lindern Schmerzen, trocknen die Bläschen aus und beugen Vereiterung vor. Zum Teil wirken feuchtwarme Auflagen mit Heublumen oder Kamille besser, das muß der Therapeut beurteilen. Er kann auch Salben mit homöopathischen Wirkstoffen oder Echinacea zur lokalen Abwehrsteigerung verordnen. Besonders gut helfen meist Enzymsalben, die Ausschlag und Schmerzen rasch lindern können. Unterstützend gibt man die Enzyme dann aber auch

Kalte Lehmwickel

Salben mit homöopathischen Wirkstoffen

Enzymsalben

Virusinfektionen der Haut

Umstimmende Diät	innerlich. Die Verordnung bleibt dem Therapeuten vorbehalten, einleitend dosiert man die Enzymtherapie oft hoch (»Stoßtherapie«). Darüber hinaus empfiehlt die Naturmedizin eine umstimmende Diät. Zunächst legt man 2–4 Rohkost- oder Saftfastentage ein, dann geht man zur rohkostreichen vegetarischen Kost über. Dadurch werden die Abwehr- und Selbstheilungsregulationen stimuliert.
Harntreibende Mittel	Auch harntreibende Mittel zur Entschlackung sind als Zusatztherapie nach Verordnung angezeigt, zum Beispiel Ackerschachtelhalm, Bittersüß, Bohnenschalen, Löwenzahn und wildes Stiefmütterchen. Diese Grundbehandlung soll nach Abheilung des Ausschlags noch einige Zeit fortgesetzt werden, damit die Schmerzen ebenfalls bald abklingen.

Warzen und Feigwarzen

Warzen	Die meisten *Warzen* entstehen wahrscheinlich durch Virusinfektion. Wir kennen aber auch Warzen als Symptom gesteigerter Talgproduktion oder als Alterserscheinung. Im Einzelfall mögen psychische Einflüsse eine Rolle spielen, denn durch Autosuggestion (»Besprechen«) verschwinden Warzen zum Teil sehr schnell. Solche spontanen Rückbildungen kennt man allerdings auch unabhängig von Suggestionen.
Besprechen	
Gutartige Wucherungen	Die gutartigen Wucherungen mit Verdickung der Hornschicht sind meist hart mit glatter oder höckriger Oberfläche. Bevorzugt kommen sie an Händen, Füßen, Gesicht und Stirn vor.
Flachwarzen	Bei Jugendlichen beobachtet man überwiegend *Flachwarzen*, die mit der Pubertät meist von selbst abheilen. Erwachsene leiden bevorzugt an *Stachelwarzen* mit höckrig-stacheliger Oberfläche; vor allem an Hand- und Fußflächen können sie schmerzen. *Dornwarzen* treten besonders an schwieligen Hautpartien auf, bevorzugt an den Fußsohlen; sie reichen mit einer Art »Dorn« in die Tiefe und können stärkere Schmerzen hervorrufen. Die *Alterswarzen* führen zu gelblichgrauen oder dunkleren, bis linsengroßen Knöt-
Stachelwarzen	
Dornwarzen	
Alterswarzen	

chen. Sie kommen hauptsächlich am Gesicht und Rücken vor und neigen oft zu sehr hartnäckigem Verlauf.

Viren erzeugen auch *Feigwarzen,* die vorwiegend die Genitalregion, Darm- und Harnröhrenöffnung betreffen, begünstigt durch chronische Entzündungen in diesem Bereich. Die kleineren Feigwarzen wuchern korallenartig, die größeren erinnern an Blumenkohl. Im allgemeinen bestehen mehrere Feigwarzen gleichzeitig. *— Feigwarzen*

Bei Warzen an unauffälligen Stellen, die nicht schmerzen, muß nicht unbedingt behandelt werden. Am besten wartet man einige Zeit, bis sie sich vielleicht spontan zurückbilden. Das kann versuchsweise durch Suggestion beschleunigt werden, z.B. die häufige Wiederholung der Formel »Warze weiche!«. *— Behandlung*

Bestehen Warzen längere Zeit, verursachen Schmerzen und/oder stören das Aussehen, wird eine Therapie notwendig. Die Naturmedizin empfiehlt dazu Salben und Tinkturen mit Ringelblume, Schöllkraut und Thuja, frischen Löwenzahnsaft, Betupfen mit Milchsäure oder Salizylsäure. Die Anwendung erfolgt mehrmals täglich nach Gebrauchsanweisung. *— Naturmedizinische Behandlung*

Die Volksmedizin rät seit alters, den morgens im Mund angesammelten Speichel auf die Warzen aufzutragen, wahrscheinlich wirken dabei die Speichelenzyme. Statt dessen kann man auch eine Enzymsalbe versuchen. *— Volksmedizin*

Bei Bedarf ergänzt man die äußerliche Behandlung von innen durch Homöopathie, als Hauptmittel Thuja D 4–D 30, bei Feigwarzen Acidum nitricum D 4–D 12. Das individuell »maßgeschneiderte« homöopathische Mittel muß fachlich verordnet werden. *— Homöopathie*

Wenn diese Naturheilverfahren nicht zufriedenstellend wirken, können die Warzen durch Vereisung, Verätzung, Bestrahlung oder eine kleine Operation beseitigt werden. Die Bestrahlung sollte man möglichst vermeiden, gegen die anderen therapeutischen Maßnahmen bestehen keine Bedenken. *— Andere Therapien*

Röteln – Masern

Treten meist im Kindesalter auf

Diese beiden Viruskrankheiten treten meist im Kindesalter auf, bei Erwachsenen seltener, dann aber oft mit ernsterem Verlauf. Während Röteln in der Regel harmlos-gutartig bleiben, gehören Masern schon zu den ernsteren Kinderkrankheiten und erfordern fachliche Therapie.

Röteln

Die *Röteln* verlaufen meist ohne Komplikationen. Berichte über Bindehaut-, Mandel- und Gehirnentzündungen als Folge liegen zwar vor, erscheinen aber nicht genügend abgesichert. Problematisch werden

Problematisch in der Schwangerschaft

Röteln nur, wenn es während der Schwangerschaft zur Infektion kommt und die werdende Mutter noch nicht über Antikörper aus einer früheren Ansteckung verfügt. Bei bis zu 60 % der ungeborenen Kinder entwickeln sich dann Mißbildungen zum Beispiel am Herzen. Das kann unter Umständen die Indikation für einen Schwangerschaftsabbruch darstellen.

Vorsorglich sollten Mädchen bei Beginn der Pubertät untersucht werden, um Röteln-Antikörper im Blut nachzuweisen. Bei etwa 15 % sind diese nicht vorhanden, weil noch keine Infektion erfolgte. In solchen

Schutzimpfung

Fällen soll eine Schutzimpfung durchgeführt werden, um Komplikationen bei einer späteren Schwangerschaft zu verhüten.

Übertragung durch Tröpfcheninfektion

Die Übertragung der Röteln erfolgt durch Tröpfcheninfektion. Das Risiko, danach akut zu erkranken, liegt relativ gering. Bei vielen hinterläßt die Infektion durch »stille Feiung«, also ohne akute Erkrankung, spezifische Antikörper. Am häufigsten kommen Röteln zwischen dem 3. und 10. Lebensjahr vor.

Verlauf

Die Inkubationszeit zwischen Ansteckung und akutem Beginn der Krankheit beträgt 12–21 Tage. Da-

Symptome

nach beginnt das 2 Tage dauernde Vorstadium mit allgemeinem Unwohlsein, mäßigem Fieber und katarrhalischen Symptomen an den Atemwegen ähnlich wie bei einer Erkältung. Dann schwellen die Lymphknoten am Hals und hinter den Ohren an. Nach 2 Tagen entwickelt sich der typische Ausschlag mit flachen, kleinen, rosaroten Flecken, weitere Lymphknoten und zum Teil auch die Milz schwellen an. Der Ausschlag heilt innerhalb von 2–3 Tagen ab. Während der Krankheit wirken die Kinder meist weinerlich.

Normalerweise erfordern Röteln keine intensivere Behandlung. Es genügt, mehrmals täglich kalte Ganzwaschungen durchzuführen und auf rohkostreiche Ernährung ohne tierische Produkte umzustellen, um das Immunsystem zu aktivieren. Nur bei Komplikationen muß eine intensivere Therapie nach fachlicher Verordnung angewendet werden.

Masern werden durch Tröpfcheninfektion übertragen, zwischen Ansteckung und Ausbruch der akuten Krankheit liegt eine Inkubationszeit von 10–12 Tagen. Das unspezifische Vorstadium geht mit Fieber, allgemeiner Abgeschlagenheit, mangelndem Appetit, Schnupfen, Husten und Bindehautentzündung einher und wird oft als banale Erkältung fehlgedeutet. Es dauert 3–4 Tage, dann entstehen auf der Wangenschleimhaut weißliche Flecken. Nach kurzem Abfall des Fiebers erhöht es sich schnell wieder bis über 40 °C, am ganzen Körper bilden sich die typischen kleinen roten Flecken.

Etwa 5 Tage später verblaßt der Ausschlag, die Haut schuppt und das Fieber sinkt. Bei normalem Verlauf ist die Krankheit damit überstanden. Allerdings hinterläßt sie oft für einige Zeit erhöhte Anfälligkeit für andere Erkrankungen, z. B. Keuchhusten, Diphtherie und Tuberkulose.

Bei Komplikationen kann sich nach dem Verblassen des Ausschlags unter anderem Mittelohr-, Lungen- oder (selten) Gehirnentzündung mit Lähmung einstellen. Besonders gefürchtet ist die Lungenentzündung durch bakterielle Zusatzinfektion, die häufig zum Lungenabszeß und Eiteransammlung im Rippenfell führt. Ferner beobachtet man im Einzelfall Netzhautdegenerationen. Schwerwiegend kann auch die toxische Kreislaufschwäche verlaufen.

Die Sterblichkeit liegt bei solchen Komplikationen zwischen 3 und 5 %.

Masern kann man durch aktive Schutzimpfung vor-

Virusinfektionen der Haut

Skepsis der Naturheilkunde gegenüber Schutzimpfung

beugen. Sie soll nicht vor dem 15. Lebensmonat vorgenommen werden und verleiht langjährige, vermutlich lebenslange Immunität. Trotzdem steht die Naturmedizin dieser Impfung skeptisch gegenüber, denn sie versteht Kinderkrankheiten grundsätzlich als Training des Immunsystems und Chance zur körperlich-seelischen Weiterentwicklung des Kindes. Andererseits muß man die Risiken der Masern bedenken. Generell wird man die Schutzimpfung nicht empfehlen, im Einzelfall (z. B. bei geschwächten, kränkelnden Kindern) rettet sie unter Umständen das Leben.

Fachliche Therapie

Die Behandlung der Masern bleibt fachlicher Verordnung vorbehalten. Sie richtet sich gegen die Symptome und versucht überdies, die körpereigenen Abwehr- und Selbstheilungsregulationen anzuregen, damit die Krankheit aus eigener Kraft ohne Komplikationen überwunden wird.

Chemische Arzneimittel

Ob chemische Arzneimittel erforderlich sind, hängt davon ab, wie schwer die Erkrankung verläuft. Zu stark dürfen die Symptome nicht chemisch unterdrückt werden, sonst schwächt man die Immunfunktionen.

Antibiotika

Antibiotika sind gegen die Viren unwirksam, lediglich bei bakteriellen Zusatzinfektionen müssen sie verabreicht werden; dann ist das Immunsystem durch die Virusinfektion schon erheblich strapaziert und kann die Bakterien oft nicht mehr wirksam genug bekämpfen.

Masern-Hyperimmunglobulin

In schweren Fällen empfiehlt sich Masern-Hyperimmunglobulin mit spezifischen Antikörpern, die den Krankheitsverlauf deutlich abschwächen.

Homöopathie

Die Naturmedizin wendet hauptsächlich individuell ausgewählte homöopathische Wirkstoffe nach fachlicher Verordnung an. Sie lindern die Symptome und beschleunigen die Heilung, Komplikationen lassen sich meist vermeiden. Die kranke Haut wird nach Anweisung des Therapeuten mehrmals täglich durch kalte Ganzwaschungen behandelt, um Symptome zu mildern.

Stimulierung des Immunsystems

Zur allgemeinen Umstimmung mit kräftiger Stimulierung des Immunsystems können zunächst 2–3 Tage

Rohkost- oder Saftfasten angezeigt sein, danach bis zur Heilung rohkostreiche vegetarische Ernährung. Grundsätzlich sollten die erkrankten Kinder isoliert werden, um eine Ausbreitung der Infektion auf andere zu verhüten. Allerdings beginnt die Ansteckungsfähigkeit bereits vor dem Auftreten der typischen Hautsymptome, so daß die Isolierung meist zu spät einsetzt. Ob sie trotzdem beachtet werden soll, muß der Therapeut entscheiden.

<small>Isolierung der Kinder</small>

Allergische Hautleiden

Allergische Krankheiten nehmen seit geraumer Zeit erheblich zu. Wenn sich dieser Trend wie bisher fortsetzt, ist der Tag nicht mehr allzu fern, an dem wir praktisch alle an einer Allergie leiden. Neben den Atemwegen und Verdauungsorganen betrifft die Überempfindlichkeit häufig die Haut.

<small>Zunahme der allergischen Krankheiten</small>

Verantwortlich dafür sind unter anderem Schadstoffe aus der Umwelt, die auf die Haut gelangen oder aufgenommen werden und Hautreaktionen provozieren. Oft spielen auch unverträgliche Hautpflegemittel, Kosmetika und Haushaltschemikalien eine Rolle, am Arbeitsplatz vielleicht chemische Substanzen, die heute in vielen Bereichen eingesetzt werden. Überdies gibt es Hinweise darauf, daß übertriebene Hygiene die Neigung zu Allergien begünstigt. Schließlich können sich psychische Probleme durch Hautallergien ausdrücken.

<small>Ursachen</small>

Die Therapie allergischer Hautsymptome fällt oft schwer. Durch chemische Arzneimittel lassen sie sich zwar oft rasch unterdrücken, aber das bedeutet noch keine Heilung. Die Hautreaktionen sind ja lediglich Symptome einer Störung des Immunsystems, das überschießend und unzweckmäßig arbeitet. Diese Grundursache kann nicht bequem durch chemische Medikamente beseitigt werden, dazu ist eine umfassende ganzheitsmedizinische Behandlung nach Verordnung notwendig.

<small>Schwierige Therapie</small>

Allergische Hautleiden

Ausschlag – Nesselsucht

Ausschläge

Histamin

Symptome

Heftiges Jucken
Häufige Allegene

Hyposensibilisierung

Unspezifische
Desensibilisierung

Als häufigste allergische Reaktionen der Haut treten *Ausschläge* auf. Sie erklären sich nicht unmittelbar aus den unverträglichen Allergenen. Erst wenn diese mit körpereigenen Abwehrstoffen (Allergen-Antikörper-Reaktion) reagieren, wird das Gewebshormon *Histamin* freigesetzt. Es wirkt als Mediator (Vermittler), der die allergischen Symptome erzeugt.
Der Ausschlag führt zunächst zu einzelnen, bis kirschkerngroßen Blasen mit wäßrigem Sekret. Im weiteren Verlauf nehmen sie zu und können Gruppen bilden oder den ganzen Körper überziehen. In der Regel juckt der Ausschlag heftig.
Häufige Allergene sind Blütenpollen, Hausstaub und die darin lebende Milbe, Kosmetika, Lebensmittel, Tierhaare und -federn, Pflanzen, Metalle, selten sogar Druck, Wärme oder Licht. Die Diagnose erfolgt durch verschiedene Allergietests.
Wenn das Allergen dabei genau festgestellt wird, kann man zum Teil eine Hyposensibilisierung durchführen. Das Immunsystem wird bei dieser Therapie zunächst mit kleinsten, allmählich höheren Dosen des Allergens konfrontiert, damit es sich wieder daran gewöhnt. Im Idealfall reagiert es schließlich auch auf die üblicherweise einwirkenden höheren Allergenmengen nicht mehr überschießend. Diese Therapie ist aber nicht bei allen Allergenen möglich, wird nicht immer gut vertragen und dauert geraume Zeit. Trotzdem sollte sie versucht werden.
In der Naturmedizin kommt es nicht so sehr darauf an, gegen einzelne Allergene eine Hyposensibilisierung zu erreichen. Zwar wird man diese Therapie nicht ablehnen, wenn sie möglich ist, bleibt sich aber immer bewußt, daß die Grundursachen dadurch nicht beseitigt werden, also andere allergische Krankheiten auftreten können.
Deshalb führt man in jedem Fall noch eine unspezifische Desensibilisierung durch, die das Immunsystem insgesamt so beeinflußt, daß es künftig auf Allergene nicht mehr überschießend reagiert. Dazu eignet sich

Ausschlag – Nesselsucht

vor allem die »maßgeschneiderte« Homöopathie nach fachlicher Verordnung.
Auch diese Therapie dauert einige Zeit. Daher müssen weitere individuelle homöopathische Wirkstoffe eingesetzt werden, um die Symptomatik zu beeinflussen. Die richtig ausgewählten Homöopathika lindern den Ausschlag bald, ohne ihn zu unterdrücken. Der Körper wird durch die homöopathische Behandlung in die Lage versetzt, den Ausschlag aus eigener Kraft zu überwinden.
Neben Homöopathie können pflanzliche Heilmittel verabreicht werden. Gut eignen sich Heilkräuter mit »blutreinigender« Wirkung, vor allem Birke, Brennessel, Löwenzahn, Sellerie, Stiefmütterchen und Wacholder (sofern diese nicht selbst zu Allergenen werden, das muß man praktisch ausprobieren). Fertige Zubereitungen aus der Apotheke mit gleichbleibendem Wirkstoffgehalt sind dem Heiltee vorzuziehen. Die gründliche Entschlackung und Entgiftung, die durch diese Heilpflanzen erzielt wird, unterstützt die Wirkung der homöopathischen Medikamente.
Ergänzt wird die Therapie je nach Einzelfall noch durch Sanierung der oft gestörten Darmflora (sie beeinflußt auch das Immunsystem), Beseitigung symptomarmer chronischer Krankheitsherde (vor allem an Zahnwurzeln, Mandeln), Stärkung der Leberfunktionen, bei Bedarf vielleicht auch Ersatz von Amalgam-Zahnplomben.
Schließlich ist noch die Eigenbluttherapie zu erwähnen, die oft besonders gut umstimmend auf die gestörten Immunfunktionen wirkt.
Alle diese Maßnahmen führt der Therapeut durch. Sie sind vor allem bei häufigen Ausschlägen angezeigt, um möglichst alle Ursachen zu erfassen.
Auch Diät trägt bei allergischen Hauterscheinungen mit zur Heilung bei. Zunächst gilt natürlich, daß alle unverträglichen Lebensmittel strikt zu meiden sind. Sie müssen oft durch eine Suchkost ermittelt werden, bei der man nach und nach verschiedene Nahrungsmittel auf ihre Verträglichkeit testet (das erfolgt nach fachlicher Anweisung).

Marginalia: Homöopathie; Linderung des Ausschlags; Pflanzliche Heilmittel; Entschlackung und Entgiftung; Sanierung der Darmflora; Eigenbluttherapie; Diät; Suchkost

Allergische Hautleiden

Fastentage	Beim akuten Ausschlag eignen sich einleitend einige Tage Saft- oder Rohkostfasten, bei Bedarf nach Verordnung auch eine längere Fastenkur. Danach stellt man die übliche Zivilisationskost auf vegetarische,
Vollwertkost	rohkostreiche Vollwertkost um, bis die allergische Erkrankung ausgeheilt ist.
Chemische Arzneimittel	Chemische Arzneimittel, wie Antihistaminika und Kortikosteroide (oft kurz Kortison genannt), bessern den akuten Ausschlag naturgemäß viel schneller als die naturmedizinische Ganzheitstherapie. In schweren Fällen können sie einmal zur Linderung der
Nicht als Langzeittherapie	Symptomatik angezeigt sein, zur Langzeittherapie eignen sie sich jedoch nicht. Dagegen sprechen nicht nur die möglichen erheblichen Nebenwirkungen (sie ergeben sich aus dem Beipackzettel), sondern auch, daß die Ursachen dadurch nicht beseitigt werden. Aus Sicht der Naturheilkunde kann es sogar bedenklich sein, Ausschläge massiv zu unterdrücken, weil dann nämlich andere Krankheiten (z. B. an inneren Organen) auftreten könnten.
Nesselsucht Symptome	Die *Nesselsucht,* eine Sonderform des Ausschlags, beginnt plötzlich mit geröteten, stark juckenden Hautflecken, teils auch leichtes Fieber. Die Hautsymptome treten häufig linienförmig entlang eines Nerven auf, seltener ausgedehnt oder am ganzen Körper. Manchmal vereinigen sich die Flecken zu größeren Schwellungen der Haut, gelegentlich mit Rachenschwellung, die zum Ersticken führen kann, wenn nicht rasch fachlich behandelt wird.
Histamin	Auch die Symptome der Nesselsucht werden durch den Mediator *Histamin* hervorgerufen. Auslösend wirken oft Erdbeeren, Milchprodukte, Hummer und andere Meeresfrüchte, aber auch viele andere Lebens- und Genußmittel. Darüber hinaus scheinen seelische Einflüsse eine Rolle zu spielen, insbesondere unterdrückte Aggressivität.
Ganzheitliche Basistherapie	Nesselsucht wird wie der Ausschlag behandelt. Besonders wichtig ist die ganzheitliche Basistherapie, damit die Ursachen der Krankheit beseitigt werden. Die bloße Unterdrückung des Nesselausschlags hilft nur vorübergehend, über kurz oder lang kommt es zu Rückfällen.

Ekzeme und Flechten

Zu den hartnäckigsten und quälendsten Hauterkrankungen gehört das *Ekzem*. Häufig entsteht es als allergisches Kontaktekzem, das etwa 10 Stunden nach dem Kontakt mit Allergenen (Spättyp-Allergie) beginnt. Die meisten Allergene können dazu führen, das muß im Einzelfall durch Tests geklärt werden.
Ferner gibt es das nicht-allergische *Kontaktekzem* durch Einwirkung hautreizender Stoffe (wie Waschmittel, Öle), bei dem Allergietests ohne Befund bleiben. Dieses Ekzem heilt aus, wenn die Hautreizung vermieden wird, kann allerdings auch in ein allergisches Kontaktekzem übergehen.
Schließlich kennen wir das *mikrobielle Ekzem* mit Überempfindlichkeit der Haut gegen Krankheitserreger. Dazu kommt es besonders oft in der Umgebung von Geschwüren und Verletzungen.
Zunächst entstehen beim Ekzem meist brennende rote Flecken oder juckende kleine Knötchen. Später bilden sich häufig juckende, unter Umständen vereiternde Bläschen, die verkrusten. Bei übermäßiger Talgproduktion (seborrhoisches Ekzem) fallen auch noch fettig-gelbliche Schuppen auf, insbesondere auf der behaarten Kopfhaut.
Typisch für Ekzeme ist das hohe Rückfallrisiko. Auch ein scheinbar geheiltes Ekzem kann unter Umständen durch geringe Hautreizung erneut akut werden. Bei chronischem Verlauf kommt es meist zu Juckreiz, Hautrissen, übermäßiger Verhornung und Flechten. Dieses chronische Ekzem kann jederzeit wieder akut werden, wenn die Haut gereizt wird.
Nach praktischer Erfahrung entwickeln sich im Verlauf ekzematöser Erscheinungen oft weitere allergische Erkrankungen, insbesondere Asthma und Heuschnupfen. Ob die frühzeitige Therapie des Ekzems diese anderen Allergien verhüten kann, läßt sich nicht zuverlässig beantworten. Nicht selten treten Ekzeme aber auch erst im Verlauf einer anderen Allergie auf.
Zur Therapie des Ekzems wendet man hauptsächlich die beim Ausschlag genannten Naturheilverfahren

Marginalien: Ekzem — Kontaktekzem — Mikrobielles Ekzem — Symptome des Ekzems — Hohes Rückfallrisiko — Weitere allergische Erkrankungen — Behandlung

Allergische Hautleiden

Ganzheitstherapie	an. In schweren Fällen sind vorübergehend chemische Arzneimittel angezeigt, um die Symptome zu lindern, auf Dauer hilft aber nur die Ganzheitstherapie. Beim nicht-allergischen Kontaktekzem gilt es vor allem, den Kontakt mit den unverträglichen Stoffen auszuschließen, sonst ist dauernde Heilung kaum möglich. Das mikrobielle Ekzem erfordert zum Teil Antibiotika gegen Bakterien oder Antimykotika gegen Pilze als Zusatztherapie.
Geduld und Konsequenz	Die Behandlung setzt viel Geduld und konsequente Einhaltung der fachlichen Verordnungen voraus. Rückfälle lassen sich nie völlig ausschließen, aber die Chancen, das Ekzem schließlich zu heilen, stehen bei einer umfassenden Therapie günstiger.
Flechten	Als *Flechten* bezeichnet man übermäßige Verhornung der Haarbälge und ausgedehnte warzenartige Verdickungen der Oberhaut. Dazu kommt es meist im fortgeschrittenen Stadium von Hautleiden, insbesondere bei Ekzemen.
Lichen ruber Symptome	Eine Form der Flechte, als *Lichen ruber* bezeichnet, führt vor allem zu leicht erhabenen, stecknadelkopf- bis markgroßen, bläulich-roten, juckenden Flecken der Haut, Bläschenbildung, spitze Knötchen, die wie ein Reibeisen wirken, und warzenähnliche, bis handtellergroße Hautveränderungen vor allem an den Unterschenkeln.
Lichenifikation	Von *Lichenifikation* spricht man, wenn alle Hautschichten sich verdicken und die feine Hautfelderung vergröbert wird. *Lichen simplex chronicus* mit juckenden, bis handtellergroßen Herden tritt oft bei Verdauungsstörungen auf. Bei *Lichen sclerosus et atrophicus* kommt es zu rundlichen weißen bis handtellergroßen Hauterscheinungen und bräunlicher Verhornung an den Haarbälgen; hauptsächlich betrifft diese Form Frauen zwischen dem 40. und 50. Lebensjahr. Außerdem gibt es die *Feinknötchenflechte* mit kleinen, gelblich-braunen Knötchen hauptsächlich in Ellenbeugen und Kniekehlen.
Lichen simplex chronicus	
Lichen sclerosus et atrophicus	
Feinknötchenflechte	
Völlige Heilung fällt schwer	Flechten neigen zu hartnäckig-chronischem Verlauf, völlige Heilung fällt schwer. Wenn Ekzeme und andere Hautleiden oder Verdauungsstörungen als

Ursachen nachgewiesen werden, müssen sie natürlich gezielt behandelt werden, um den Flechten die Grundlage zu entziehen.
Unabhängig von den Ursachen wendet man äußerlich hornlösende Salben und Tinkturen mit Salizylsäure, Harnstoff, Kamille, Klette, Ringelblume und Walnußblättern an. Zusätzlich empfiehlt sich oft kurmäßige UV-Bestrahlung nach Verordnung. — Behandlung

Die Diät zur allgemeinen Umstimmung soll vegetarisch und rohkostreich sein. Von innen her behandelt man Flechten durch individuell verordnete Homöopathie. Konsequente Durchführung dieser Maßnahmen kann auch hartnäckige Flechten schließlich heilen oder dauerhaft bessern. — Diät

Photoallergische Reaktionen

Es mag schwer nachvollziehbar sein, daß natürliche und künstliche UV-Strahlen zu allergischen Hautreaktionen führen können. Tatsächlich nehmen solche Lichtallergien aus noch nicht genau geklärten Gründen (vielleicht »Ozonloch«) in letzter Zeit sogar zu. Allerdings provoziert nicht immer die Strahlung selbst die allergischen Symptome, zum Teil wirkt sie indirekt, indem sie aus ansonsten verträglichen Stoffen Allergene erzeugt. — Lichtallergien

Photoanaphylaktische Symptome entstehen, wenn die Haut gegen die Strahlung selbst überempfindlich ist. Dann kommt es kurz nach der Strahleneinwirkung zum juckenden Ausschlag oder Lichtekzem mit Juckreiz, Bläschen, Knötchen und Rötung. Wenn Rötung, Bläschen und Knötchen bei Kindern hauptsächlich an Fingern, Handrücken und am Rand der Ohrmuscheln entstehen, muß an eine *Frühjahrsdermatose* gedacht werden. Sie erklärt sich oft aus Stoffwechselstörungen, schlimmstenfalls aus der erblichen, früh tödlichen Lichtschrumpfhaut. — Photoanaphylaktische Symptome / Frühjahrsdermatose

Photoallergien werden nicht durch die UV-Strahlung erzeugt. Vielmehr sorgen die Strahlen dafür, daß Stoffe auf der Haut (wie Waschmittelrückstände aus

Allergische Hautleiden

Kleidung) oder Arzneimittel zu Allergenen werden. Typisch ist die ekzemartige, schuppende, nässende und juckende Hautrötung, die einige Zeit nach der Strahleneinwirkung auftritt. Oft lassen sich die auslösenden Stoffe schwer ermitteln, aber man muß es versuchen, damit photoallergische Reaktionen künftig vermieden werden können.

Phototoxische Hautreaktionen · *Phototoxische Hautreaktionen* erklären sich aus Überempfindlichkeit der Haut gegen UV-Strahlen, die aber nicht primär wie bei der Photoanaphylaxie (s. o.) eintritt.

Auslöser · Auslösend wirken vielmehr pflanzliche und chemische Substanzen, die sich auf der Haut befinden oder eingenommen werden, vor allem Kosmetika, Parfüm oder Heilpflanzen wie Johanniskraut (Antidepressivum). Erst bei ihrer Anwesenheit kann die Haut UV-überempfindlich werden.

Eine Sonderform kommt beim Sonnenbad auf der Wiese vor, wenn die Haut durch Kontakt mit Wiesenpflanzen überempfindlich gegen UV-Strahlen wird.

Wiesendermatitis · Diese *Wiesendermatitis* verursacht Rötungen und Bläschen oder streifenförmige dunklere Verfärbungen der Haut.

Fachliche Behandlung · Alle Lichtallergien erfordern fachliche Behandlung, die sich nach den Ursachen richtet. Vorsorglich sollten Sonnenbäder und UV-Bestrahlungen immer maßvoll »dosiert« werden. Zum Schutz der Haut verwendet man individuell verträgliche Produkte mit ausreichend hohem Lichtschutzfaktor. Kosmetika und Parfüms müssen vor einer UV-Bestrahlung abgewaschen werden. Bei Arzneimitteln, die lichtallergische Reaktionen begünstigen, befindet sich im Beipackzettel ein entsprechender Hinweis, der nicht fahrlässig mißachtet werden darf. Bis zur Heilung der Lichtallergie muß UV-Strahlung oft so weit wie möglich vermieden werden.

Insektenstiche – Quincke-Ödem

Bei *Insektenstichen* reagieren alle Menschen mehr oder minder deutlich auf das in den Körper gelangende Insektengift. Typisch sind gerötete, juckende, brennende oder schmerzende Quaddeln. Normalerweise lassen sie sich rasch durch Betupfen mit Melissen- oder Salmiakgeist oder Auflage frischer Meerrettich- und Zwiebelscheiben lindern. Bestehen stärkere Symptome, trägt man eine spezielle Salbe mit chemischen Wirkstoffen aus der Apotheke auf. Wenn beim Einstich der Stachel des Insekts (meist Biene) in der Haut verbleibt, muß er mit einer Pinzette vorsichtig herausgezogen werden. Dabei darf man nicht auf die noch daran befindliche Giftblase drücken. Gelingt die Entfernung nicht oder reißt der Stachel ab und bleibt teilweise in der Haut zurück, soll er rasch fachlich entfernt werden, sonst droht eine Vereiterung.

Falls die Einstichstelle nach einigen Tagen härter und deutlicher gerötet wird, vielleicht auch die regionalen Lymphknoten anschwellen, hat das Insekt Krankheitserreger übertragen. Das erfordert sofortige fachliche Therapie durch Antibiotika, oft auch einen kleinen operativen Eingriff, damit die akut lebensbedrohliche Sepsis (»Blutvergiftung«) verhütet wird. Bei verzögerter Behandlung kann sich die Sepsisgefahr durch Entzündung eines Lymphgefäßes ankündigen, erkennbar an einem roten Streifen unter der Haut, der sich ausdehnt. Jetzt ist intensive Therapie notwendig, um die Sepsis noch aufzuhalten.

Lebensgefährlich werden auch Stiche im Mund-Rachen-Raum, die zum Beispiel entstehen, wenn mit Speisen oder Getränken ein Insekt in den Mund gelangt. Nach dem Einstich kann die Schleimhaut so stark anschwellen, daß die Betroffenen zu ersticken drohen. Das gilt auch für Nicht-Allergiker, bei Allergikern schwillt die Schleimhaut aber besonders schnell und stark an.

Zur Soforthilfe sollen möglichst viele Eisstückchen gelutscht werden, das verzögert die Anschwellung.

Allergische Hautleiden

Schwere Fälle	Die fachliche Behandlung wird dadurch natürlich nicht überflüssig. Alle bisher beschriebenen Symptome von Insektenstichen betreffen auch Nicht-Allergiker. Bei individueller Überempfindlichkeit gegen das Insektengift schwillt die Haut großflächig an. In schweren Fällen kündigen Blässe, Zittern, rasender Puls, Blutdruckabfall und Bewußtseinsstörungen den akut lebensgefährlichen allergischen Schock mit Versagen der Kreislaufregulation an. Nur sofortige intensive Therapie kann dann das Leben retten.
Allergische Reaktionen auf Insektenstiche	Wer zu allergischen Reaktionen auf Insektenstiche neigt, muß sich bemühen, diese so gut wie möglich zu vermeiden. Dazu eignen sich zum Beispiel Einreibungen mit ätherischen Ölen, vor allem Eukalyptus, Lavendel, Pfefferminze, Teebaum und Zitrone. Wenn diese natürlichen Mittel nicht verträglich sind, verwendet man notfalls ein verträglicheres Produkt mit chemischen Wirkstoffen aus der Apotheke. Nachts empfiehlt sich auch in unseren Breiten ein Moskitonetz über dem Bett. Der Therapeut kann gegen einige Insektengifte (wie Wespen) eine Hyposensibilisierung durchführen.
Quincke-Ödem	Das *Quincke-Ödem* führt zur plötzlichen Rötung und Schwellung der Haut und Schleimhäute, bevorzugt am Gesicht, seltener an den Gliedmaßen, bei Männern auch an den Hoden.
Schwerer Verlauf	Bei schwerem Verlauf schwellen Rachen und Kehldeckel zu, die Betroffenen drohen zu ersticken, wenn nicht sofort fachlich behandelt wird.
Auslöser	Als Auslöser des Ödems kommen individuell unverträgliche Stoffe in Betracht, oft Lebens-, Genußmittel und Medikamente.
Verschwindet häufig ohne Behandlung	Häufig verschwindet das Ödem auch ohne Behandlung innerhalb weniger Stunden. Das kann man abwarten, wenn keine akute Erstickungsgefahr besteht. Halten die Schwellungen länger an, muß fachlich behandelt werden.
Therapeut heranziehen	Der Therapeut soll aber auch nachträglich zugezogen werden, wenn das Ödem bald von selbst verschwindet. Er muß die Ursachen ermitteln und gezielt behan-

deln, sonst drohen immer wieder Rückfälle. Homöopathie eignet sich oft gut zur Behandlung, bei stärkerem Ödem können chemische Arzneimittel angezeigt sein.

Arzneiexanthem

Medikamente können fast immer zu Überempfindlichkeitsreaktionen führen, wenn sie individuell unverträglich sind. Die Symptome treten nicht nur an der Haut, sondern auch an Atem- und Verdauungsorganen auf. Besonders oft kommt es dazu, wenn mehrere Medikamente gleichzeitig eingenommen werden, dann können nämlich unerwünschte Wechselwirkungen auftreten. *Unerwünschte Wechselwirkungen*

Auch bei Selbstbehandlung mit rezeptfreien Arzneimitteln besteht ein erhöhtes Risiko, insbesondere bei Mißachtung der Angaben auf dem Beipackzettel. *Risiko bei Selbstbehandlung* Selbstbehandlung, die sich nicht auf banale Krankheiten oder Soforthilfe bei akuten Symptomen beschränkt, wird vorsorglich mit dem Apotheker beraten, längere Therapien sollten ohne fachliche Verordnung und Verlaufskontrolle nie durchgeführt werden.

Unverträgliche Arzneimittel können zahlreiche Symptome provozieren, z. B. an den Atem- und Verdauungsorganen. An der Haut kommt es nicht selten zum Arzneiexanthem mit spontaner Rötung und Bläschenbildung, zuweilen Fieber. *Unverträgliche Arzneimittel*

Meist bleibt das Exanthem auf eine Hautregion beschränkt, kann sich aber auch über die gesamte Haut ausbreiten. Bei besonders schwerem Verlauf »blättert« die Haut förmlich ab.

Außerdem kennen wir das *fixe Arzneiexanthem*, das nach Verabreichung eines Arzneimittels immer an der gleichen Hautregion entsteht, bevorzugt an Händen, Füßen und Genitalien. Dabei bilden sich rötliche, später bräunliche, bis handtellergroße, rundliche Herde. Nach Verzicht auf das Medikament heilen sie ab, bei der nächsten Einnahme treten sie erneut auf. *Fixes Arzneiexanthem*

Autoimmunkrankheiten der Haut

Akute Lebensgefahr bei schwerem Verlauf	Bei schwerem Verlauf muß das Arzneiexanthem meist in der Klinik behandelt werden, dann besteht nämlich zum Teil akute Lebensgefahr. Das einfach verlaufende Exanthem wird äußerlich wie der Ausschlag behandelt, überdies sollte 1 Tag lang nichts gegessen, aber reichlich getrunken werden. Im allgemeinen heilt die Hautreaktion danach aus. Die unverträglichen Medikamente müssen natürlich sofort gemieden werden.
Den Verordner befragen	Allerdings muß man vorher den Verordner befragen, sonst könnte der plötzliche Verzicht auf ein wichtiges Arzneimittel eine Krankheit verschlimmern. Bei unbedingt notwendigen Medikamenten muß anstelle des unverträglichen ein anderes verabreicht werden. Vielleicht läßt sich die Therapie auch auf Naturheilverfahren umstellen, die nur selten zum Arzneiexanthem führen.

Autoimmunkrankheiten der Haut

Gehören zu den geheimnisvollsten Erkrankungen	Zu den geheimnisvollsten Erkrankungen, die wir kennen, gehören die Autoimmunkrankheiten. Aus Gründen, die noch nicht zufriedenstellend geklärt sind, greift das körpereigene Immunsystem dabei den Organismus selbst an, den es eigentlich schützen soll. Es scheint, daß solche Erkrankungen heute häufiger auftreten, vielleicht werden sie aber auch nur genauer diagnostiziert.
Naturheilkundliche Therapie ist schwierig	Die Naturheilkunde tut sich etwas schwer mit der Therapie solcher Krankheiten. Ihr Wirkungsprinzip beruht ja hauptsächlich auf der Aktivierung des Immunsystems gegen Krankheitsursachen, was bei Autoimmunkrankheiten naturgemäß nicht sinnvoll erscheint. Trotzdem bleibt vor allem die Homöopathie nicht unwirksam.
Homöopathische Wirkstoffe	Individuell richtig ausgewählte homöopathische Wirkstoffe können nach praktischer Erfahrung dazu beitragen, die fehlgeleiteten Immunfunktionen wieder zu normalisieren. Ein Versuch lohnt sich jeden-

falls, ehe man auf chemische Arzneimittel zur Unterdrückung der Immunreaktionen zurückgreift. Diese hemmen schließlich nicht nur die unerwünschten Abwehrregulationen, sondern schwächen zwangsläufig das gesamte Immunsystem. Selbsthilfe ist bei Autoimmunkrankheiten nie möglich.

Selbsthilfe ist nicht möglich

Dermatitis herpetiformis

Bei dieser Autoimmunkrankheit der Haut kommt es zur Ablagerung von Antigen-Antikörper-Komplexen mit Mikroabszessen, die zur Blasenbildung führen. Die Bläschen ähneln denen bei Herpes (s. S. 92 ff.), außerdem treten Symptome ähnlich wie bei Ekzemen und Nesselsucht sowie brennender starker Juckreiz auf.

Ablagerung von Antigen-Antikörper-Komplexen

Erwähnt werden muß, daß die Erkrankung mit Zöliakie in Beziehung steht; allerdings läßt sich dieser Zusammenhang noch nicht genauer erklären. Zur Zöliakie kommt es durch das in Getreidesorten vorhandene Klebereiweiß Gluten. Wenn es unverträglich ist, treten starke Veränderungen an der Dünndarmschleimhaut auf.

Beziehung zu Zöliakie

Man weiß noch nicht sicher, ob die Unverträglichkeit auf angeborenem Enzymmangel oder Antigen-Antikörper-Reaktion beruht. Die schwere Schleimhautschädigung im Dünndarm führt zu chronisch wiederkehrenden Durchfällen mit auffällig fettreichen Stühlen, Unterernährung, Vitalstoffmangel, in schweren Fällen akut lebensbedrohliche Krisen durch hohe Wasser- und Mineralstoffverluste.

Zur Therapie der Zöliakie* ist glutenfreie Kost erforderlich, die anstelle der bei uns gebräuchlichen Getreidesorten Mais oder Reis verwendet. Diese Diät, die in der Regel lebenslang beibehalten werden muß, bildet auch die Grundlage der Behandlung bei Dermatitis herpetiformis. Ferner gibt die Schulmedizin

Behandlung der Zöliakie

---

* Näheres dazu finden Sie in dem Ratgeber von Nora Kircher, Leben ohne Gluten, erschienen im Jopp/Oesch Verlag, Zürich, ISBN 3-0350-5017-1.

Autoimmunkrankheiten der Haut

das Antibiotikum Dapson. Eine homöopathische Behandlung nach fachlicher Verordnung kann versucht werden und zur Besserung beitragen.

Pemphigus vulgaris – Pemphigoid

<small>Pemphigus
Blasensucht</small>

Als *Pemphigus* bezeichnet die medizinische Fachsprache die »Blasensucht«, ein Oberbegriff für Hautkrankheiten, die mit Blasenbildung einhergehen. Sie entstehen aus verschiedenen Ursachen, zu den Autoimmunkrankheiten gehört Pemphigus vulgaris. Dabei weist man Antikörper gegen die Zwischenzellsubstanz der Oberhaut nach.

<small>Symptome</small>

Symptomatisch sind schlaffe Blasen auf der meist unveränderten Haut. Sie platzen und hinterlassen dann schmerzhafte Hautdefekte und Krusten, die schwer heilen.

<small>Verlauf</small>

Meist beginnt die Erkrankung im Bereich der Mundschleimhaut, greift auf andere Schleimhäute, Kopfhaut und gesamte Oberhaut über, bevorzugt an Hautzonen, die mechanischer Schädigung (Druck, Reibung) ausgesetzt sind.

Die Krankheit verläuft chronisch schwer, die Sterblichkeit liegt unter 10 %. Gelegentlich kommt es zur spontanen Heilung, die sich nicht erklären läßt. Darauf darf man sich aber nicht verlassen.

<small>Behandlung mit
Kortikosteroiden</small>

Zur Behandlung wendet man Kortikosteroide (oft vereinfachend Kortison genannt) an, die zur narbenlosen Abheilung der Blasen führen. Zwar sind diese Arzneimittel bekanntlich nicht unbedenklich, aber bei einer so ernsten Krankheit lassen sie sich mangels ähnlich gut wirksamer Alternativen rechtfertigen. In schweren bis lebensbedrohlichen Fällen können sogar Zytostatika verabreicht werden, die ansonsten nur zur Hemmung des Zellwachstums bei Krebskrankheiten eingesetzt werden; auch sie sind unter Umständen noch vertretbar, wenn anders keine therapeutische Wirkung erzielt werden kann.

<small>Homöopathie
zur Langzeit-
Nachbehandlung</small>

Homöopathie eignet sich am ehesten zur Langzeit-Nachbehandlung. Eine Kombination mit Kortikosteroiden ist allerdings wenig sinnvoll, weil dadurch die Homöopathiewirkung abgeschwächt oder blockiert wird.

Das *Pemphigoid* ähnelt dem Pemphigus; da es meist erst ab dem 70. Lebensjahr auftritt, bezeichnet man es auch als *Alters-Pemphigus*. Symptomatisch sind prall (nicht selten mit Blut) gefüllte Blasen unter der Oberhaut, die bis zu 10 cm groß werden können. Im Gegensatz zum Pemphigus vulgaris wird die Mundschleimhaut selten betroffen. Pemphigoid
Alters-Pemphigus-Symptome

Auch das Pemphigoid gehört zu den Autoimmunkrankheiten, zumindest lassen sich bei mehr als 60 % der Betroffenen Autoantikörper gegen Teile der Haut nachweisen. Oft besteht eine Beziehung mit Krebstumoren, das muß sorgfältig abgeklärt werden, wenn noch kein Krebsbefund bekannt ist. Beziehung zu Krebs

Auch zur Therapie des Pemphigoids wendet man mit gutem Erfolg Kortikosteroide an. Da die längere Behandlung mit diesen Wirkstoffen problematisch ist, sollte so bald wie möglich auf Homöopathie nach fachlicher Verordnung umgestellt werden, die zur Langzeit-Nachbehandlung ausreichen kann. Behandlung

Schmetterlingsflechte

Als *Schmetterlings-Erythem* bezeichnet man eine Rötung der Haut, die vom Nasenrücken ausgeht und sich symmetrisch (ähnlich wie Schmetterlingsflügel) auf der Jochbein- und Wangengegend ausbreitet. Sie gehört meist zum Krankheitsbild des *Lupus erythematodes*. Bei dieser Autoimmunkrankheit bilden sich Autoantikörper und Antigen-Antikörper-Komplexe, die zum systemischen oder chronischen diskoiden Lupus erythematodes führen. Schmetterlings-Erythem
Lupus erythematodes

Systemischer Lupus erythematodes betrifft nicht nur die Haut. Überdies entstehen Schleimhautgeschwüre, Gelenkentzündungen und -schmerzen, Herzbeutel-, Rippenfell-, Nierenentzündungen, Blutstörungen wie Anämie, Nervenstörungen und Überempfindlichkeit gegen Sonnenlicht. Die seltene akute Form kann töd- Systemischer Lupus erythematodes

lich enden, meist verläuft die Krankheit aber chronisch über Jahrzehnte hinweg.
Auslösend scheinen unter anderem Erbanlagen, Sonnenlicht und Hormone zu wirken. Frauen erkranken 9mal häufiger als Männer daran, bevorzugt beginnt die Krankheit bei jungen Erwachsenen.

Chronischer diskoider Lupus erythematodes nennt man die auf die Haut beschränkte Verlaufsform ohne Beteiligung innerer Organe.

Symptomatisch sind bis münzgroße, scharf gegen die Umgebung abgegrenzte Herde, in deren Mitte die Hornschicht verdickt ist, während die Ränder entzündet sind und bei Berührung schmerzen. Im weiteren Verlauf entstehen gelblich-braune Schuppen mit einem nagelartigen Hornzapfen an der Unterseite. Nach der Abheilung bleiben häufig Narben mit Hautschwund und Pigmentierungsstörungen zurück.

Die Krankheit betrifft vorwiegend die dem Licht ausgesetzten Hautzonen, insbesondere Gesicht (Schmetterlingsflechte) und behaarte Kopfhaut, wo es zum kreisrunden Haarausfall kommt.

Zur Therapie der systemischen Verlaufsform, die lebenslang fortgesetzt werden muß, gibt man Kortikosteroide, entzündungshemmende Arzneimittel und Medikamente zur Unterdrückung von Immunreaktionen.

Als Langzeittherapie ist das naturgemäß problematisch, eine Umstellung auf Homöopathie sollte nach fachlicher Verordnung versucht werden.

Die chronische diskoide Form wird äußerlich durch Kortikosteroide und Kältetherapie (Vereisung) behandelt. Innerlich gibt man oft das Malariamittel Chloroquin, versuchsweise das Antibiotikum Dapson. Auch hier sollte versucht werden, auf Naturheilverfahren nach Verordnung umzustellen.

Sklerodermie

Diese Autoimmunkrankheit betrifft das Gefäß- und Bindegewebe. Ähnlich wie beim Lupus erythematodes unterscheidet man eine systemische und die lokal begrenzte Verlaufsform.

Die *progressive systemische Sklerodermie* (Sklerose) betrifft nicht nur das Hautgewebe, sondern auch innere Organe. Unterschieden werden folgende Typen:

- Typ I, die akrosklerotische Form an den Akren des Körpers, das sind Hände, Finger, Füße, Zehen (selten), Nase, Kinn, Augenbrauen und Jochbögen im Gesicht.
- Typ II, wobei die Krankheit über die beim Typ 1 genannten Akren hinaus auf die gesamten Gliedmaßen und den Rumpf übergreift.
- Typ III mit Beginn am Rumpf und baldiger Beteiligung innerer Organe.

Anfangs kommt es zu Hand- und Fingerschwellungen, Durchblutungs- und Pigmentierungsstörungen, später wird die Haut wachsartig hart, die Finger verdünnen sich und versteifen in Beugestellung. Im weiteren Verlauf treten verschiedene andere Symptome auf, vor allem das typische »Maskengesicht« und Kalkablagerungen über Ellbogen- und Kniegelenken. Darüber hinaus sind innere Organe betroffen, z. B. Speiseröhre, Magen, Dünndarm, Herz, Lungen und Nieren.

Die Prognose hängt vor allem davon ab, welche Organe wie stark beteiligt sind. Typ I gilt als prognostisch günstig, beim rasch fortschreitenden Typ III dagegen wird die Prognose als sehr ungünstig angegeben.

Die therapeutischen Möglichkeiten bleiben unbefriedigend, versucht wird eine Verbesserung der Durchblutung, Hemmung von Entzündungen (z. B. durch Kortison), Unterdrückung von Immunreaktionen und Physiotherapie (wie Gymnastik, Massagen). Die Krankheit wird dadurch aber nur wenig beeinflußt. Auch der Naturmedizin stehen kaum wirksamere Heilverfahren zur Verfügung, immerhin kann ein Versuch mit Homöopathie angezeigt sein.

Die lokal begrenzte *Sclerodermia circumscripta* betrifft Haut und Unterhaut, innere Organe nicht oder

Symptome	allenfalls leicht. Symptomatisch sind einzelne rundliche, in der Mitte wachsartige Herde, oft mit Pigmentierungsstörungen und einem bläulich-violetten Saum. An der Stirn erinnern die Herde häufig an Säbelhiebe, an den Gliedmaßen kommt es teils zu bandförmigen Veränderungen. Manchmal bestehen auch Blasen und Geschwüre. Die Prognose gilt bei dieser Form als günstig, wenn keine inneren Organe beteiligt sind.
Behandlung	Zur Therapie werden fettende Salben angewendet, außerdem Homöopathie innerlich und äußerlich nach fachlicher Verordnung. Nur selten geht die lokal begrenzte Form in die progressive systemische Sklerodermie über.

Störungen der Schweiß- und Talgdrüsen

Verlangen viel Geduld	Diese Erkrankungen verlangen oft viel Geduld, denn ihre Ursachen lassen sich nicht immer genau diagnostizieren. Dementsprechend fällt eine ursächliche, dauerhaft wirksame Therapie schwer.
Psychischer Leidensdruck	Die Betroffenen leiden nicht selten auch psychisch erheblich unter fettiger Haut, fettig-strähnigen Haaren oder übermäßigem Schwitzen. Außerdem wird die Haut durch Störungen der Schweiß- und Talgproduktion geschädigt und anfälliger für weitere Erkrankungen.
	Die Naturmedizin kann in den meisten Fällen schließlich doch helfen, wenn konsequent behandelt wird.

Vermehrtes Schwitzen

Überfunktion der Schweißdrüsen	Die Überfunktion der Schweißdrüsen erklärt sich häufig aus seelisch-nervösen Ursachen, z. B. Streß, Hektik, Übererregbarkeit des vegetativen Nervensystems, teils auch Angstzustände. Als organische
Organische Ursachen	

Ursachen stehen Infektionskrankheiten, chronische Krankheitsherde, Überfunktion der Schilddrüse und hormonelle Störungen vor allem in der Pubertät oder während der Wechseljahre im Vordergrund, bei abnormem Nachtschweiß kann eine Lungenkrankheit (wie Tuberkulose) bestehen. Zum Teil werden die Schweißdrüsen auch durch Koffein (Kaffee, Schwarztee, Cola-Getränke) zu stark angeregt.
Lokal begrenztes übermäßiges Schwitzen betrifft hauptsächlich Hände und Füße. Insbesondere das Schwitzen an den Händen belastet erheblich, z. B. bei Begrüßung durch Handschlag.
Darüber hinaus begünstigen ständig schweißnasse Hände das chronische *Schweißekzem* mit juckenden Bläschen. Bei übermäßigem *Fußschweiß* droht vor allem unangenehmer Geruch durch bakterielle Zersetzung des Schweißes, das Fußpilzrisiko nimmt deutlich zu. — Schweißekzem / Fußschweiß

Vom Schweißekzem zu unterscheiden ist das *dishydrotische Ekzem* mit akut auftretenden, juckenden Bläschen an den Handflächen, seltener an den Fußflächen. Daran sind die Schweißdrüsen nicht beteiligt. Die Ursachen sind noch unklar, unter anderem können allergische Reaktionen vorliegen (z. B. gegen viele Nahrungs- und Arzneimittel). — Dishydrotisches Ekzem

Die Naturmedizin empfiehlt zur Behandlung schwitzender Hände örtlich mehrmals täglich Waschungen mit gerbstoffreichem Eichenrindentee, der nach Gebrauchsanweisung zubereitet und kalt angewendet wird; damit beugt man auch Entzündungen und Ekzemen vor. Allerdings lassen sich dadurch die Ursachen des übermäßigen Schwitzens an den Händen kaum beeinflussen, der Gerbstoff verengt lediglich die Poren. — Behandlung

Zusätzlich muß daher meist innerlich behandelt werden, z. B. durch individuell verordnete Homöopathie oder kurmäßige Einnahme von Salbeitropfen. Unsicherheit, Hemmungen und andere seelisch-nervöse Ursachen können gleichfalls homöopathisch beeinflußt werden, zusätzlich durch Entspannungsübungen. — Individuelle Homöopathie

Störungen der Schweiß- und Talgdrüsen

Eichenrindentee
Auch bei Schweißfüßen eignet sich gerbstoffreicher Eichenrindentee gut; er wird 2mal täglich zum Fußbad verwendet. Danach müssen die Füße sorgfältig abgetrocknet werden, um Fußpilz vorzubeugen, abschließend trägt man ein gerbstoffreiches Puder auf.

Wassertreten
Zusätzlich lohnt sich ein Versuch mit Wassertreten, das unter Umständen auch die Ursachen des übermäßigen Schwitzens an den Füßen beeinflußt. Dazu füllt man die Badewanne bis über die Wadenmitte mit kaltem Wasser und geht etwa 2 Minuten darin hin und her; bei jedem Schritt wird ein Fuß ganz aus dem Wasser gehoben. Die zusätzliche innere Behandlung durch Homöopathie oder Salbeitropfen, die sich gezielt gegen die Ursachen richten, wird fachlich verordnet.

Nicht mit Seife waschen
Nach praktischer Erfahrung sollten Hände und Füße bei übermäßigem Schwitzen nie mit Seife, sondern mit synthetischen Waschmitteln (Syndets) gereinigt werden; Seife könnte die Schweißabsonderung zusätzlich verstärken. Strümpfe und Schuhwerk dürfen nicht aus synthetischem Material sein, denn das begünstigt ebenfalls übermäßige Schweißabsonderung. Die Strümpfe müssen täglich, Schuhe etwa alle 2 Tage gewechselt werden. So oft wie möglich sollte man barfuß gehen oder offene Sandalen tragen, damit der Schweiß schneller verdunstet und Fußpilz vorgebeugt wird.

Vermehrtes Schwitzen an größeren Hautzonen oder am ganzen Körper läßt sich natürlich nicht lokal behandeln, dazu nimmt man Arzneimittel ein. Welche im Einzelfall angezeigt sind, hängt von den Ursachen des übermäßigen Schwitzens ab. Organische Krankheiten, z. B. chronische Herde oder hormonelle Störungen, werden gezielt nach fachlicher Verordnung behandelt.

Seelisch-nervöses Schwitzen
Salbei
Beim häufigen *seelisch-nervösen Schwitzen* bewährt sich meist die Heilpflanze Salbei gut. Sie harmonisiert das vegetative Nervensystem, überdies scheint sie auch die Hormondrüsen günstig zu beeinflussen. Salbeitee wirkt allerdings oft nicht ausreichend, man bevorzugt fertige Zubereitungen aus der Apotheke

mit stets gleichbleibendem Wirkstoffgehalt, die genau dosierbar sind. Sie werden kurmäßig nach Gebrauchsanweisung verwendet. Bis zur ersten spürbaren Besserung vergehen meist 10–30 Tage, insgesamt soll aber mindestens 2–3 Monate lang behandelt werden. Bei Bedarf kann man die Kur wiederholen.

Wenn Salbei nicht ausreichend hilft, wird der Therapeut individuell angezeigte homöopathische Wirkstoffe verordnen. Bei richtiger Auswahl wirken sie unter Umständen schnell, oft müssen sie aber auch kurmäßig verabreicht werden, damit man eine dauerhafte Wirkung erzielt.

Homöopathie

Ferner kommen zur seelisch-nervösen Harmonisierung noch homöopathische und pflanzliche Beruhigungsmittel (wie Baldrian, Hopfen) und regelmäßiges Entspannungstraining in Betracht. Chemische Beruhigungsmittel, z. B. Tranquilizer mit Benzodiazepinen, sollten möglichst nicht angewendet werden. Vor allem bei längerem Gebrauch führen sie nicht selten zu erheblichen Nebenwirkungen, außerdem droht unter Umständen schon nach kurzer Therapie die Abhängigkeit. Derartige Risiken lassen sich bei seelisch-nervösem Schwitzen grundsätzlich nicht rechtfertigen.

Baldrian, Hopfen
Möglichst keine chemischen Beruhigungsmittel

Ein »Trost« bleibt den Betroffenen: Aus der Sicht der Naturmedizin ist übermäßiges Schwitzen weniger bedenklich als verminderte Schweißabsonderung, weil mit dem Schweiß auch reichlich Gift- und Schlackenstoffe ausgeschieden werden. Andererseits gehen allerdings auch vermehrt lebenswichtige Vitalstoffe verloren, man muß deshalb besonders sorgfältig auf vollwertige Ernährung achten. Dauert das abnorm verstärkte Schwitzen längere Zeit, können Arzneimittel mit Vitalstoffen empfehlenswert sein, um Mangelzustände zu verhüten.

Gift- und Schlackenstoffe werden ausgeschieden

Überfunktion der Talgdrüsen

Auch die Ursachen der vermehrten Talgabsonderung lassen sich häufig nicht genau feststellen. Unter ande-

Mögliche Ursachen

rem muß an hormonelle Veränderungen vor allem während der Pubertät (s. Akne), seelisch-nervöse Überfunktion der Talgdrüsen, Stoffwechselstörungen und Erkrankungen des Gehirns gedacht werden. Die zuverlässige Diagnose gelingt auch dem erfahrenen Therapeuten nicht immer, eine gezielt wirksame Behandlung fällt dann besonders schwer.

Nach praktischer Erfahrung neigen Patienten mit *Seborrhö* (so der Fachbegriff für übermäßige Talgabsonderung) oft auch zu Ausschlägen, Schwellung der Mandeln und Lymphknoten, Asthma, Bindehautentzündung und abnormer Anfälligkeit für Erkältungskrankheiten mit Schnupfen und Husten. Bisher konnte aber noch nicht geklärt werden, welche Zusammenhänge zwischen dem »Talgfluß« und solchen Krankheiten bestehen.

Die übermäßige Talgabsonderung führt zur fettigen, oft übermäßig verhornten und verdickten, blaßgrau wirkenden Haut, häufig mit Unreinheiten und Entzündungen.

Neben dieser typischen Form gibt es die »trockene« Seborrhö, bei der nicht die Haut insgesamt fettig wirkt, sondern fettige Schuppen bestehen; hinzu kommt dann oft ein *seborrhoisches Ekzem* mit gelblich-fettigen Schuppen. Bei Seborrhö der Kopfhaut wirken die Haare fettig-strähnig, der Haarboden schuppig.

Wenn es gelingt, die Ursachen der übermäßigen Talgabsonderung zu diagnostizieren, leitet der Therapeut eine gezielte Behandlung ein. Oft muß man sich aber darauf beschränken, die Symptomatik zu beeinflussen, weil die Ursachen nicht erkennbar sind.

Die Therapie erfolgt nach fachlicher Verordnung und darf keinesfalls die Haut und Haare zu stark entfetten, sonst tritt als Reaktion noch stärkere Talgproduktion ein. Dem beugt man durch Reinigungsmittel vor, die mild entfetten, danach aber durch Rückfettung verhindern, daß die Talgdrüsen übermäßig reagieren. Solche rückfettenden Stoffe sind vor allem in den synthetischen Hautreinigungsmitteln (Syndets) enthalten, die anstelle der stärker entfettenden und

Seborrhö
Symptome

Seborrhoisches Ekzem

Behandlung

Syndets

reizenden Seife verwendet werden sollten. Der Therapeut wird das im Einzelfall am besten geeignete Syndet verordnen.
Zur Regulierung der erhöhten Talgabsonderung werden meist Salben und Lösungen mit Schwefel verwendet. Man gebraucht sie in fertiger Zubereitung nach fachlicher Verordnung kurmäßig längere Zeit, damit sich die abnorm gesteigerte Talgproduktion normalisieren kann. Überdies wirkt Schwefel auch den Unreinheiten und Entzündungen der fettigen Haut entgegen.

Schwefel

Innerlich kann Schwefel (oft homöopathisch als Sulfur) ebenfalls zur Therapie verabreicht werden.
Nach fachlicher Verordnung kommen aber auch individuell besser geeignete homöopathische Wirkstoffe in Frage. Die Behandlung von innen wird ebenfalls kurmäßig längere Zeit durchgeführt, bis sich die Seborrhoe deutlich vermindert.

Homöopathische Wirkstoffe

Der abnorme Talgfluß steht zwar nicht unmittelbar mit der Ernährung in Beziehung, insbesondere die Vorstellung, daß Nahrungsfette dazu beitragen, trifft nicht zu. Trotzdem empfiehlt sich zur Grundbehandlung eine fettarme, streng vegetarische Diät mit reichlich Rohkost. Die damit erzielte allgemeine Umstimmung unterstützt die anderen Heilverfahren.

Fettarme, streng vegetarische Diät

Akne vulgaris

Die *Akne* (Hautfinne) gehört sowohl zu den Folgen übermäßiger Talgproduktion als auch zu den bakteriellen Infektionskrankheiten. Begünstigt wird sie durch hormonelle Veränderungen in der Pubertät, hinzu kommt oft der Streß, der durch den Übergang ins Erwachsenenleben erzeugt wird. Da die Zeit der Geschlechtsreife ohnehin schon psychisch erheblich belastet, kann die Akne in dieser Lebensphase zu psychischen Störungen führen, die unter Umständen das gesamte weitere Leben in Mitleidenschaft ziehen. Das gilt auch dann noch, wenn die Akne abgeheilt ist.
Die typische *Pubertätsakne* beginnt während der Ge-

Akne

Ursachen

Kann zu psychischen Störungen führen

Pubertätsakne

Störungen der Schweiß- und Talgdrüsen

schlechtsreife. Die hormonellen Veränderungen führen zur übermäßigen Talgabsonderung der Hautdrüsen. In den Ausführungsgängen staut sich das Hautfett, Schmutz und Staub verfärben es oberflächlich dunkel, man erkennt die charakteristischen *Mitesser.*

Mitesser — Wenn Bakterien in die Gänge gelangen, wird der Talg zersetzt und erzeugt Entzündungen mit rötlichen Knötchen. Bei Vereiterung entwickeln sich größere Pusteln.

Verlauf — Durch Verengung der entzündlich gereizten Ausführungsgänge staut sich im Verlauf der Krankheit noch mehr Talg, weitere Mitesser, Knötchen und Pusteln entstehen. Einige Zeit unterhält die Akne sich auf diese Weise also selbst.

Dauer — Manche Jugendliche leiden nur vorübergehend mäßig an Akne, bei anderen dauert sie jahrelang. Für etwa 80 % der Betroffenen ist sie spätestens bis zum 25. Lebensjahr endgültig überstanden, beim Rest kann sie sogar über das 30. Lebensjahr hinaus dauern. Männliche Jugendliche sind oft stärker betroffen.

Keine gefährliche Krankheit — Die Akne ist keine gefährliche Krankheit, ernste Komplikationen treten nie ein, über kurz oder lang heilt sie immer aus. Dennoch kann sie ein Leben zerstören, insbesondere bei schwerem und/oder längerem Verlauf sowie bei Narbenbildung.

Selbstwertgefühl kann eingeschränkt werden — Das bei vielen Pubertierenden ohnehin verminderte Selbstwertgefühl kann durch die Hautsymptome nachhaltig eingeschränkt werden, Unsicherheit, Hemmungen und hoher seelischer Leidensdruck treten ein. Da gerade während der Pubertät wichtige Weichen in die Zukunft gestellt werden, leiten die Reaktionen auf die Akne unter Umständen Fehlentwicklungen ein, die später vielleicht nicht mehr korrigiert werden können.

> Akne darf nie auf die leichte Schulter genommen werden. Verlauf und Dauer lassen sich durch eine konsequente Therapie günstig beeinflussen, psychosoziale Fehlentwicklungen vermeiden.

Akne vulgaris

Die Behandlung soll nicht in eigener Regie durchgeführt werden, nur der Therapeut kann die individuell notwendigen Maßnahmen verordnen. Keinesfalls darf man sich (wie etwa die Hälfte aller Betroffenen) mit Kosmetika begnügen, als Krankheit erfordert Akne eine ganzheitlich wirksame Therapie.

Behandlung

Die Aknebehandlung verlangt von den jugendlichen Patienten viel Geduld und Selbstdisziplin. Zwar lassen sich die Hautsymptome zum Beispiel durch Antibiotika meist rasch bessern, aber geheilt ist die Krankheit damit noch nicht. Dazu muß eine naturmedizinische Basistherapie durchgeführt werden.

Geduld und Selbstdisziplin

Früher galt eine Diät, die vor allem fettreiche Nahrungsmittel, Schokolade, andere Süßigkeiten und Genußmittel ausschloß, als unverzichtbare Grundlage der Aknetherapie. Inzwischen steht fest, daß der Verzicht auf einzelne Lebens- und Genußmittel die Krankheit nicht nennenswert bessert.

Diät nicht notwendig

Vielmehr muß zur Grundbehandlung die übliche Zivilisationskost insgesamt umgestellt werden, am besten auf vegetarische Vollwertkost. Bei akut besonders stark »aufblühender« Akne sind einige Rohkost- oder Saftfastentage angezeigt. Die umstimmende Allgemeinwirkung der Ernährungsreform trägt oft entscheidend mit zur Besserung des Krankheitsbilds bei.

Vegetarische Vollwertkost

Innerlich empfehlen sich die individuell richtigen homöopathischen Heilmittel nach fachlicher Verordnung. Der bei Seborrhö bereits genannte Schwefel (Sulfur) kann bei vielen Aknepatienten zur Langzeit-Basistherapie verwendet werden, hinzu kommen weitere Homöopathika je nach Symptomatik und Verlauf. Vorübergehend können die homöopathischen Mittel die Aknesymptome verschlimmern. Diese »Erstverschlimmerung« zeigt an, daß die Selbstheilungsregulationen des Körpers wirksam werden, man darf die verstärkten Symptome deshalb keinesfalls medikamentös unterdrücken.

Homöopathische Heilmittel

Schwefel

Erstverschlimmerung

Die Pflanzenheilkunde verwendet bei Akne hauptsächlich entschlackende Kräuter zur »Blutreinigung«, bevorzugt Brennessel, Birke, Bohnenschalen und Lö-

Heilpflanzen

Störungen der Schweiß- und Talgdrüsen

wenzahn. Oft empfiehlt sich außerdem die Stärkung der Leberfunktionen durch Mariendistel. Alle Heilpflanzen sollen in fertiger Zubereitung nach Anweisung verabreicht werden, Heiltees eignen sich wegen ihres schwankenden Wirkstoffgehalts nicht so gut. Im allgemeinen ergänzen die pflanzlichen Heilmittel die Homöopathie.

Schälmittel — Äußerlich wendet man bei Akne häufig milde Schälmittel an, z. B. Salizylsäure und Schwefel. Nach Ablösung der obersten Hornschichten kann der Talg wieder besser abfließen, Entzündungen treten seltener auf. Überdies wirkt Salizylsäure entzündungshemmend und antiseptisch, Schwefel reguliert die übermäßige Talgproduktion.

Schmirgelmittel — Auch die seit langem gebräuchlichen Schmirgelmittel mit Seesand und Mandelkleie oder die modernen Rubbelpasten lösen die obersten Hornschichten ab, die anderen Wirkungen von Salizylsäure und Schwefel erzielt man damit nicht.

Vitamin-A-Säure — Nach fachlicher Verordnung kann die Haut durch Vitamin-A-Säure geschält werden, gleichzeitig steigert man damit die lokale Widerstandskraft gegen Infektionen. Allerdings führt Vitamin-A-Säure oft zu starken Hautreizungen, kann also nicht bei allen Patienten angewendet werden. Bei hartnäckigem schwerem Verlauf der Akne wird unter Umständen eine gründliche Schälkur in einer dermatologischen Fachklinik erforderlich.

UV-Bestrahlungen — Gut bewähren sich zur unterstützenden äußerlichen Therapie der Akne auch UV-Bestrahlungen, die genau nach fachlicher Anweisung dosiert werden. Die Strahlen entfetten und schälen die kranke Haut, aktivieren Hautdurchblutung und -widerstandskraft und töten viele Krankheitserreger ab. Keinesfalls dürfen die UV-Strahlen übertrieben angewendet werden, sonst tauscht man die Akne unter Umständen gegen vorzeitige Hautalterung und schlimmstenfalls Hautkrebs ein. Sonnenbäder sind unter Beachtung der allgemein bekannten Schutzmaßnahmen (s. S. 42 f.) zusätzlich mäßig erlaubt, die genau dosierbare therapeutische Bestrahlung ersetzen sie jedoch nicht.

Schließlich empfiehlt die Naturheilkunde zur äußerlichen Behandlung noch Heilerde und Kamillendämpfe. Diese Anwendungen bewähren sich seit langem gut zur ergänzenden Therapie.
Die Heilerde nimmt Schlacken und Giftstoffe aus der Haut auf, hemmt Entzündungen und Eiterungen. Deshalb kann sie bei längerem Gebrauch die Akne gut beeinflussen. Die Anwendung der speziell aufbereiteten Heilerde erfolgt nach Anweisung 1- bis 2mal täglich als Packung auf den erkrankten Hautpartien. Mit Wasser verrührt man die Heilerde zu einem streichfähigen Brei, der aufgetragen wird. Darüber kommt ein trockenes Leintuch, als äußerer Abschluß ein etwas größeres Wolltuch. Die Packung endet nach etwa 1 ½ Stunden, wenn die Heilerde getrocknet ist und bröckelt; sie wird mit kaltem Wasser abgespült. Zusätzlich sollte Heilerde innerlich zur Entgiftung und Entschlackung verwendet werden. Die Einnahme erfolgt nach Gebrauchsanweisung teelöffelweise mit reichlich Flüssigkeit.

<small>Heilerde</small>

Zum klassischen Gesichtsdampf gegen Akne bereitet man nach Anweisung einen Kamillentee zu. In der Apotheke gibt es auch Kamillentinkturen, die man tropfenweise dem Wasser zufügt. Der Tee wird in 1 l siedendes Wasser gegossen. Den Topf mit dem Tee-Wasser-Gemisch stellt man so auf den Tisch, daß man problemlos das Gesicht darüber beugen kann. Ein großes Wolltuch über Kopf, Schultern und Dampftopf verhindert, daß Dampf entweicht. Nach 10–15 Minuten beendet man die Anwendung, die 2- bis 4mal wöchentlich durchgeführt werden soll. Sie sorgt vor allem dafür, daß mit dem Schweiß vermehrt Krankheitsstoffe ausgeschieden werden, erweicht Talgstauungen, fördert die Durchblutung und Widerstandsfähigkeit der Haut und wirkt gegen Entzündungen und Krankheitserreger.

<small>Kamillendampf</small>

<small>Heilanzeigen</small>

Grundsätzlich kann man nach dem Kamillendampf die erweichten Mitesser und Talgstauungen mit einem speziellen Komedonenquetscher (aus der Apotheke) ausdrücken, um Entzündungen und Eiterungen vorzubeugen. Das sollte aber erst nach Anleitung

<small>Komedonenquetscher</small>

Störungen der Schweiß- und Talgdrüsen

durch den Therapeuten erfolgen, denn bei falscher Durchführung drohen Entzündungen und Eiterpusteln. Bereits bestehende Eiterungen dürfen nie ausgedrückt werden, sonst verschleppt man unter Umständen die Erreger; bei Bedarf wird der Therapeut größere Pusteln durch einen kleinen Einschnitt öffnen.

Sonderformen
Außer der bisher beschriebenen Pubertätsakne gibt es noch einige Sonderformen, die ohne Zusammenhang mit der Geschlechtsreife auftreten. Die Symptome ähneln denen bei Akne vulgaris; während diese aber vorwiegend Gesicht, obere Brust- und Rückenpartie betrifft, kommen die Sonderformen auch an anderen Körperpartien vor.

Ursachen
Verursacht werden sie vor allem durch chronische Krankheitsherde oder Kontakt mit unverträglichen Stoffen, wie Jod, Staub und Teer.

Krankheitsherde entwickeln sich aus einer akuten Entzündung, die vom Immunsystem zwar nicht geheilt, aber gegen die gesunde Umgebung abgekapselt wurde. Am häufigsten bestehen solche Herde an den Mandeln und Zahnwurzeln, teils auch an anderen Organen (wie Nasennebenhöhlen, Gallenblase).

Herdinfektionen
Oft wissen die Betroffenen nicht, daß sie an einer Herdinfektion leiden, denn sie erzeugt meist keine nennenswerten Symptome. Allerdings streut sie Erreger und Giftstoffe in den Körper, die zu Erkrankungen an entfernten Stellen führen, ohne daß man den Zusammenhang mit den Herden auf Anhieb erkennt.

Unter anderem kann es auf diese Weise zu akneartigen Symptomen kommen. Die üblichen Heilmittel gegen Akne wirken in solchen Fällen nur unzulänglich.

Ursächliche Therapie
Zur ursächlichen Therapie müssen zunächst die Herde diagnostiziert und gezielt behandelt werden, erst dann heilt auch die Akne dauerhaft aus.

Jodakne
Jod wird als Spurenelement innerlich und als Desinfektionsmittel äußerlich gebraucht. Im Einzelfall entsteht dadurch die *Jodakne* mit bräunlichroten, harten und schmerzenden entzündlichen Knoten. Beim Ver-

dacht auf diese Akne-Sonderform darf Jod äußerlich nicht mehr verwendet werden, es gibt heute genügend alternative Desinfektionsmittel.
Problematischer wird es, wenn das Jod als Arzneimittel bei Schilddrüsenkrankheiten eingenommen wird, dann kann es lebenswichtig sein. Nur der Therapeut darf entscheiden, ob die Jodtherapie abgebrochen werden soll oder die akneartigen Nebenwirkungen in Kauf zu nehmen sind.

Bromakne entstand früher nicht selten durch Einnahme bromhaltiger Medikamente als Schlaf- und Beruhigungsmittel. Zu diesem Zweck wird Brom heute kaum noch eingesetzt, deshalb beobachtet man diese Akne-Sonderform selten. Verursacht wird sie inzwischen meist durch Kontakt mit Bromverbindungen bei der Arbeit. Unter Umständen hilft dann nur der Wechsel des Arbeitsplatzes oder Berufs, das muß der Therapeut beurteilen.

Bromakne

Auch eine Reihe anderer Arzneimittel provoziert gelegentlich akneartige Hautsymptome. Es führte zu weit, sie alle hier anzuführen; wenn im Zusammenhang mit einer medikamentösen Behandlung akneartige Symptome auftreten, muß der Verordner beurteilen, ob sie tatsächlich durch das Arzneimittel hervorgerufen werden. Bei Bedarf wird dann ein alternatives Medikament verordnet, das keine Hautsymptome erzeugt. Wichtige Arzneimittel darf man nie selbständig absetzen, sonst könnte sich die damit behandelte Krankheit deutlich verschlimmern, vielleicht sogar das Leben akut bedrohen.

Teerakne tritt häufig bei Bauarbeitern auf, die im Beruf (vor allem Straßenbau) mit Teer umgehen. Dann kann die Akne nur ausheilen, wenn der Arbeitsplatz oder Beruf gewechselt wird. Zu denken ist aber auch an Arzneimittel mit Teer, die äußerlich besonders bei Ekzemen verabreicht werden; im Einzelfall können solche Medikamente Symptome der Akne erzeugen. Da teerhaltige Arzneimittel nicht unbedingt erforderlich sind, fällt es leicht, die Behandlung auf ein Heilmittel ohne Teer umzustellen; die Verordnung bleibt dem Therapeuten vorbehalten.

Teerakne

Staubakne — Schließlich kann sogar Staub zu akneartigen Hautsymptomen führen. Der Hausstaub ist allerdings selten für die *Staubakne* verantwortlich, er löst häufiger Allergien aus. In erster Linie entsteht diese Akne-Sonderform durch technische Stäube, die meist am Arbeitsplatz einwirken. Eine erfolgreiche Behandlung setzt voraus, daß der Staubkontakt künftig vermieden wird, notfalls muß der Arbeitsplatz oder Beruf gewechselt werden.

Behandlung der Sonderformen — Die Behandlung der verschiedenen Sonderformen der Akne wird grundsätzlich wie bei Pubertätsakne durchgeführt. Bei Bedarf kann der Therapeut spezifische Heilmittel je nach Einzelfall verordnen. Es sei aber nochmals darauf hingewiesen, daß solche Akneformen nur ausheilen können, wenn die Grundursachen auszuschließen sind.

Balggeschwulst

Grützbeutel — Diese immer gutartige Hautgeschwulst, volkstümlich auch als *Grützbeutel* bekannt, entwickelt sich, wenn der Ausführungsgang einer Talgdrüse verengt wird. Der Talg gelangt dann nicht mehr zur Hautoberfläche, sondern staut sich.

Symptome — Im Lauf der Zeit führt das zu einer hühnerei- bis faustgroßen Geschwulst, bevorzugt am Kopf oder Nacken.

Verlauf — Irgendwann platzt sie auf und entleert den zersetzten, übelriechenden Talg. Damit ist die Krankheit aber nicht geheilt, der ganze Vorgang beginnt erneut.

Die Balggeschwulst ist zwar banal, aber die Betroffenen leiden oft psychisch unter der sichtbaren großen Schwellung.

Behandlung Operative Entfernung — Da eine wirksame medikamentöse Therapie nicht bekannt ist, muß die Geschwulst operativ entfernt werden; gleichzeitig beseitigt man dabei auch die talgproduzierenden Zellen und den Haarbalg, damit es nicht bald zum Rückfall kommt. Nur auf diese Weise läßt sich die Geschwulst dauerhaft heilen. Das schließt freilich nicht aus, daß irgendwann an anderer Stelle erneut ein »Grützbeutel« entsteht.

Kupferrose

Diese Krankheit, nicht ganz korrekt auch als *Akne rosacea* bezeichnet, betrifft überwiegend Männer etwa ab der Lebensmitte. *[Akne rosacea]*

Im Anfangsstadium erweitern und schlängeln sich die Blutgefäße in den fettreicheren Gesichtspartien, die Haut rötet sich. Im weiteren Verlauf kommen vor allem in der Stirnmitte, an Nase und Kinn entzündliche harte, teilweise juckende, aber nie vereiternde Knötchen hinzu. Durch Wucherung der Talgdrüsen der Nase kann sie unförmig anschwellen. Diese »Knollennase« oder »Pfundnase« wird volkstümlich auch als »Säufernase« bezeichnet, aber das ist gegenüber den Betroffenen ungerecht. Zwar kann Alkohol die Nasenschwellung begünstigen und verschlimmern, aber sie tritt auch unabhängig von Alkoholkonsum auf. *[Verlauf]* *[Säufernase]*

Die Ursachen sind heute noch nicht genau geklärt, neben Alkoholkonsum können auch Kaffee und UV-Strahlen zur Kupferrose beitragen. Oftmals scheinen überdies Magen-Darm-Störungen, Magensäuremangel und/oder Störungen der Darmflora von einiger Bedeutung. Vielleicht spielen auch Altersvorgänge eine Rolle, weil die Krankheit bevorzugt Menschen jenseits der Lebensmitte betrifft. Ob ein Zusammenhang mit altersbedingten hormonellen Veränderungen besteht, läßt sich nicht zuverlässig beurteilen, aber auch nicht ausschließen. *[Ursachen]*

Die Behandlung der Kupferrose erfordert ähnlich viel Geduld wie bei Akne. Viele der bei Pubertätsakne angezeigten Heilverfahren sind auch bei Akne rosacea geeignet. Bei Bedarf wird fehlende Magensäure durch entsprechende Arzneimittel ersetzt, Störungen der Darmflora behandelt man durch Milchzucker, Milchsäure oder Medikamente mit gesunden Darmkeimen. Erhebliche Bedeutung kommt den Hefetabletten (Reformhaus) zu, die allgemein günstig auf die Haut wirken und die Darmflora »sanieren«. Sie sollten kurmäßig über längere Zeit verabreicht werden, nach Bedarf wiederholt man die Hefekur regelmäßig. *[Behandlung]* *[Hefetabletten]*

Knollennase	Besonders hartnäckig hält sich meist die »Knollennase«. Man kann versuchen, sie mit einem elektrischen Massageapparat zu beeinflussen, auf Dauer nützt das aber meist wenig. Über kurz oder lang muß das wuchernde Gewebe an der Nase chirurgisch abgetragen werden.

Pigmentierungs- und Verhornungsanomalien

Abnorme Veränderungen der Pigmentierung und Verhornung der Haut sind zum Teil harmlos, oft aber schwer zu behandeln. Wenn sie äußerlich sichtbar werden, belastet das psychisch erheblich. Bei manchen Verlaufsformen besteht ein erhöhtes Hautkrebsrisiko, das sich durch frühzeitige Therapie wieder normalisieren läßt.

Muttermale und Sommersprossen

Muttermale	Die *Muttermale* werden oft vererbt und kommen dann familiär gehäuft immer an der gleichen Hautpartie vor. Obwohl sie wegen ihrer bräunlichen Färbung auch als *Leberflecken* bezeichnet werden, haben sie mit den Leberfunktionen nichts zu tun. Vielmehr liegt eine abnorme Ansammlung farbstoffreicher Zellen in der Unterhaut vor.
Leberflecken	
Keine Krankheit	Streng genommen handelt es sich dabei um keine Erkrankung, sondern lediglich um eine individuelle Eigenart, die allerdings das äußere Erscheinungsbild stören und deshalb psychisch belasten kann. Zum Teil sind Muttermale bereits bei der Geburt vorhanden, andere entstehen vor allem in den ersten Lebensjahren.
Aussehen	Sie erreichen unterschiedliche Größe, wirken hellbraun bis fast schwärzlich, gelegentlich sind sie behaart.

Muttermale und Sommersprossen

Eine Therapie ist grundsätzlich überflüssig, lediglich äußerlich störende Muttermale sollten abgeschliffen oder operativ entfernt werden, wenn die Betroffenen psychisch darunter leiden. Selbständige Manipulationen (z. B. Kratzen) dürfen an den Leberflecken nie vorgenommen werden, das könnte unter Umständen die krebsige Entartung begünstigen.

Behandlung

Keine selbständigen Manipulationen

Verdacht auf Hautkrebs besteht, wenn ein Muttermal eines oder mehrere der folgenden Kriterien erfüllt:
- plötzliche Neubildung im Erwachsenenalter;
- Neigung zu spontanen Blutungen ohne äußere Gewalteinwirkung;
- entzündlicher »Hof« um das Muttermal;
- langsame Ausbreitung in die Umgebung;
- Dunkelfärbung und/oder Bildung von Knoten.

Verdacht auf Hautkrebs

Krebswarnzeichen

Wenn auch nur eines dieser möglichen Krebswarnzeichen besteht, muß unbedingt sofort fachlich untersucht werden. Die Heilungschancen stehen desto günstiger, je früher Hautkrebs erkannt wird. Bei bekannter erhöhter Krebsgefährdung (z. B. familiär gehäuft auftretend) kann es angebracht sein, Muttermale vorsorglich chirurgisch zu entfernen.

Sofort fachliche Untersuchung

Sommersprossen betreffen vorwiegend hellhäutige Menschen. Die Veranlagung dazu wird vererbt und kann therapeutisch nicht beeinflußt werden.

Sommersprossen

Hervorgerufen werden sie durch vermehrte Farbstoffbildung in der Keimschicht der Oberhaut. Die Anhäufung des Farbstoffs bildet die typischen kleinen, scharf gegen die Umgebung abgegrenzten Sommersprossen.

Ursachen

Da UV-Strahlen die Farbstoffbildung zusätzlich anregen, treten sie im Frühjahr und Sommer besonders deutlich hervor, während sie im Winter blasser werden.

Sommersprossen sind keine Krankheit, verursachen keinerlei Symptome oder Komplikationen. Deshalb sollte am besten auf Therapieversuche verzichtet werden. Da sie die Betroffenen keineswegs »entstellen«, besteht auch kein Anlaß zum psychischen Leidensdruck. Man kann mit den harmlosen Farbstoffansammlungen gut leben. Wer Wert darauf legt, sollte

Auf Therapieversuche verzichten

sie mit Make-up abdecken, das hilft noch am zuverlässigsten.
Die verschiedenen Therapien führen häufig zu keinem befriedigenden Ergebnis. Chemische Bleichmittel (wie Monobenzon-Salbe) können die Sommersprossen manchmal gut bleichen, bleiben aber stets fachlicher Verordnung vorbehalten. Bleichmittel mit Quecksilber lassen sich wegen ihrer Risiken überhaupt nicht rechtfertigen. Unbedenklich sind die folgenden alten Hausmittel, die allerdings meist nur mäßig wirken:

Alte Hausmittel

- Am Abend auf die gereinigte Haut Zitronensaft oder Gurkensaft auftragen und trocknen lassen, das kann auf unschädliche Weise bleichend wirken.
- Auflage von Blättern der Heilpflanze Hauswurz; man zieht auf einer Seite der Blätter die dicke Haut ab und legt die Blätter mit der abgezogenen Fläche etwa 1 Stunde lang auf die Sommersprossen, das wirkt allmählich ebenfalls schonend bleichend.

Aber wie gesagt, es gibt keine Garantie für eine ausreichende Wirkung, und notwendig ist eine Behandlung überhaupt nicht. Als »Trost« bleibt, daß die Sommersprossen mit dem Altern schwächer werden.

Entfärbung der Haut – Weißfleckenkrankheit

Die Entfärbung einzelner Hautpartien oder der gesamten Hautoberfläche kann auf Erbanlagen beruhen. Dieser *Albinismus* erklärt sich aus angeborenem Farbstoffmangel in Haut, Haaren und Augen. Bei der örtlich begrenzten Form kommt es zu verschieden großen, umschriebenen Hautflecken ohne Pigmentgehalt.

Albinismus

Vorkommen

Bevorzugt treten sie im Gesicht, am Rumpf und an den Gliedmaßen auf und sind meist symmetrisch angeordnet. Auf dem Kopf können weißliche Haarbüschel entstehen.

Symptome

Albinismus am ganzen Körper führt zur insgesamt weißlichen Haut, weißlichen bis gelblichen, sehr feinen Haaren und bläulichen oder rötlichen Augen. Therapien gegen Albinismus stehen uns nicht zur Verfügung. Wenn nur kleine Hautpartien betroffen sind, können sie unter Umständen kosmetisch abgedeckt werden. *Es gibt keine Therapien*

Unabhängig von Erbanlagen können fleckenartige weißliche Entfärbungen im Verlauf anderer Hautleiden (wie Schuppenflechte) entstehen. Die Flecken sind oft von einem pigmentreichen Saum umgeben, der sie deutlich gegen die Umgebung abgrenzt. *Fleckenartige weißliche Entfärbungen*

Die Therapie muß je nach Ursachen gezielt fachlich verordnet werden. Nach Heilung der Grundkrankheit können sich die weißen Flecken von selbst zurückbilden, zum Teil bleibt die Entfärbung aber bestehen und kann allenfalls kosmetisch abgedeckt werden. *Therapie nach den Ursachen*

Eine Sonderform der Hautentfärbung bezeichnet man als *Weißfleckenkrankheit*. Dabei kommt es zu verschieden großen, pigmentfreien weißen Hautflecken, die meist symmetrisch verteilt bestehen. Häufig umgibt sie ein pigmentreicher Rand. Hauptsächlich betroffen sind Gesicht, Hände und die After-Genital-Region, aber auch an anderen Hautzonen können sich die Flecken entwickeln. Im allgemeinen vergrößern sie sich allmählich. *Weißfleckenkrankheit*

Vorkommen der Symptome

Bisher kann die Weißfleckenkrankheit noch nicht zuverlässig erklärt werden. Man diskutiert vor allem Autoimmunvorgänge, bei denen die körpereigene Abwehr die Melaninbildung stört. Zusammenhänge scheinen auch mit Zuckerkrankheit, Störungen der Schilddrüsen oder Nebenschilddrüsen zu bestehen, darauf muß bei der Untersuchung besonders geachtet werden. *Ursachen bisher unbekannt*

Bei Flecken, die das äußere Erscheinungsbild nicht beeinträchtigen, muß grundsätzlich nicht behandelt werden, sofern keine der oben genannten Erkrankungen als Grundursache diagnostiziert wurde. Individuelle Homöopathie kann manchmal deutlich wirken, oft erzielt man aber auch ohne Therapie eine nachhaltige Besserung. Auch die Ausheilung krankhafter Ursachen beseitigt die Flecken nicht unbedingt. *Oft erzielt man auch ohne Therapie eine Besserung*

Wenn sie klein genug bleiben, können sie kosmetisch abgedeckt werden.

Verdickung der Hornhaut

Wenn die Hornschicht der Oberhaut wuchert, entwickeln sich Keratosen mit abnormer Hautverdikkung. Zu den häufigsten Formen gehören:

Keratosis pilaris
- *Keratosis pilaris* mit übermäßiger Verhornung der Haarbälge; die nachwachsenden Haare können nicht mehr austreten, mit Talg gefüllte bräunlichrötliche Pickel entstehen und vereitern zum Teil. Hauptsächlich kommt es dazu an Oberarmen und Oberschenkeln. Die Ursachen dieser Verhornungsanomalie lassen sich oft nicht genau nachweisen.

Sonderform
- *Keratosis pilaris* als Sonderform am äußeren Rand der Augenbrauen mit Wucherung der Hornhaut; sie behindert den Austritt der Brauenhaare und führt zu den oben genannten Pickeln und Eiterungen.

Keratosis follicularis epidemica
- *Keratosis follicularis epidemica,* die hauptsächlich Kinder betrifft, wahrscheinlich durch Virusinfektion entsteht und ansteckend ist. Als Symptom entwickelt sich eine ringförmige Verdickung der Hornhaut vor allem im Gesicht mit Talgstauung und bräunlicher Verfärbung.

Ursachen
Die Anomalie der Verhornung kann aber auch in anderen Hautregionen auftreten. Zum Teil läßt sie sich auf chronische Reizungen der Haut (z. B. Druck, Reibung) zurückführen. Diese Auslöser müssen künftig vermieden werden, sonst bildet sich die abnorme Hornhautwucherung nicht zurück (s. a. Schwielen und Hühneraugen).

Individuelle Homöopathie
Die Naturmedizin versucht vor allem durch Homöopathie, die Verhornung der Oberhaut zu normalisieren. Erfolge dieser internen Behandlung setzen aber voraus, daß die Homöopathika individuell vom Therapeuten verordnet werden. Äußerlich wendet man

Äußerliche Behandlung
ergänzend Salben und Pinselungen mit Milchsäure

und Salizylsäure an, um die Verhornung abzutragen. Nach fachlicher Anweisung können auch maßvoll dosierte UV-Bestrahlungen angezeigt sein.

Horngeschwulst – Hauthorn

Wenn die Hornschicht der Oberhaut stärker als bei der einfachen Verdickung wuchert, spricht man von einer gutartigen Horngeschwulst *(Keratom)*. Typisch sind viele kleine, warzenartige Verhornungen, teils auch regelrechte Hornplatten. Bevorzugt betreffen die Symptome die Hand- und Fußflächen. Das Keratom kann bereits bei der Geburt bestehen. Oft beginnt es aber erst in der Lebensmitte aus nicht genau zu erklärenden Ursachen; unter anderem diskutiert man hormonelle Einflüsse während der Wechseljahre und Altersvorgänge. Besonders oft kommt es zu Horngeschwülsten an den Hautpartien, die ständig dem Licht ausgesetzt sind.

Keratom

Ursachen

Zur Therapie genügen im allgemeinen hornlösende Salben und Tinkturen, die Milchsäure, Salizylsäure oder Harnstoff enthalten. Der Therapeut kann Keratome »abhobeln«, selbst darf man nicht daran manipulieren (Infektionsgefahr).

Behandlung

Als Sonderform kennen wir das *Keratoakanthom*, das dem bösartigen Spinaliom ähnelt. Nur der Therapeut kann zwischen gutartig und krebsig unterscheiden. Meist tritt das Keratoakanthom in der Nähe der Nase auf; der harte, bis erbsengroße Knoten enthält im Zentrum einen Hornpfropf. Man nimmt an, daß die Krankheit durch Virusinfektion entsteht und möglicherweise übertragen werden kann. Unbehandelt bildet sie sich nach ungefähr 2 Monaten zurück, Bestrahlungen beseitigen sie praktisch sofort.

Keratoakanthom

Das *Hauthorn* betrifft überwiegend ältere Menschen. Typisch ist eine Wucherung, die wie das Horn eines Tieres aussieht und mehrere Zentimeter lang werden kann. Hauptsächlich entsteht sie an Stirn, Nase und Ohren. Es handelt sich dabei um eine Sonderform der verbreiteten Altersflecken, die unter Umständen

Hauthorn

Symptom

schon im 5. Lebensjahrzehnt, teils aber erst im höheren Alter auftreten.

Es neigt zur krebsigen Entartung

Das Hauthorn muß sorgfältig beobachtet werden, denn es neigt zur krebsigen Entartung. Es kann vorsorglich chirurgisch entfernt werden, aber das schließt ein neues Hauthorn an einer anderen Stelle nicht aus. Übermäßig sorgen muß man sich nicht, denn es kommt nicht zwangsläufig zum Hautkrebs. Zum Teil schreitet die krebsige Entartung auch so langsam voran, daß die alten Menschen aus anderen Ursachen sterben, ehe sich der Hautkrebs voll entwickelt hat.

Auch bei Altersflecken besteht ein erhöhtes Krebsrisiko

Warnzeichen

Wenig bekannt ist, daß auch bei Altersflecken ein erhöhtes Krebsrisiko besteht. Als Warnzeichen des Krebsvorstadiums verkrusten die Flecken, die Haut darunter verdickt sich, und ein kleines Geschwür bricht auf, das kaum heilt und krebsig entarten kann. Aber auch hier gilt, daß die Krebsentwicklung langsam fortschreitet und die Betroffenen oft vorher aus anderer Ursache sterben.

Altersflecken sollten fachlich beurteilt werden

Obwohl also bei Altersflecken kein Anlaß zur übertriebenen Besorgnis besteht, sollten sie ab und zu fachlich beurteilt werden. Kommt es zu den oben genannten Veränderungen, muß sofort der Therapeut zugezogen werden. Eine vorsorgliche chirurgische Entfernung aller Altersflecken ist praktisch kaum möglich, dazu treten sie meist zu zahlreich auf.

Geschwülste der Haut

Tumoren der Haut

Tumoren der Haut verlaufen zum Teil gutartig. Seit einiger Zeit entwickeln sich aber immer häufiger Krebsgeschwülste an der Haut, insbesondere das sehr bösartige Melanom. Das erklärt sich wahrscheinlich mit aus den seit den 60er Jahren des 20. Jahrhunderts gebräuchlichen übertriebenen Sonnenbädern, die erst nach etwa 25–30 Jahren als Spätfolge Hautkrebs erzeugen. Darüber hinaus mag die nachlassende

Übertriebene Sonnenbäder erzeugen erst nach 25–30 Jahren Hautkrebs

Schutzwirkung der dünner werdenden Ozonschicht in der Atmosphäre (Folge der Umweltverschmutzung) eine Rolle spielen. Fachleute befürchten, daß wir erst am Beginn einer erheblichen Zunahme der Hautkrebserkrankungen stehen.

Gutartige Bindegewebs- und Fettgeschwülste

Die Haut enthält reichlich Bindegewebe, in dem sich gutartige *Fibrome* entwickeln können. Sie treten in oder unter der Haut auf und werden bis erbsengroß. Oft bestehen nur einzelne Tumoren, unter Umständen aber auch viele. Je nach ihrer Zusammensetzung aus Fasern und Zellgewebe tastet man sie von außen als weichere oder härtere Knoten.   *Fibrome*

Meist verursachen die Bindegewebsgeschwülste keine Beschwerden, man erkennt sie dann nur zufällig beim Betasten der betroffenen Körperregion oder an der äußerlich sichtbaren Schwellung. Erst wenn sie Organe einengen und deren Funktionsfähigkeit beeinträchtigen, machen sich Symptome bemerkbar. Dabei denkt man zunächst oft an eine Organkrankheit, die Bindegewebsgeschwulst wird erst bei genauer Untersuchung diagnostiziert.   Meist keine Beschwerden

Ob eine Therapie der Fibrome erforderlich ist, richtet sich vor allem danach, ob Organfunktionen gestört werden. Trifft das zu, kann der Tumor operativ entfernt werden, damit die Organe keinen bleibenden Schaden nehmen.   Behandlung

Ein Versuch mit individuell verordneter Homöopathie ist möglich und manchmal gut wirksam, letztlich muß aber meist doch noch chirurgisch behandelt werden.

Im Fettgewebe können sich überall *Lipome* entwickeln, unter anderem in der Unterhaut, die relativ viele Fettzellen enthält. Kleinere dieser Fettgeschwülste entdeckt man meist nur zufällig durch Betasten der betroffenen Körperpartie, die größeren erkennt man äußerlich als Knoten. Zum Teil entstehen nur einzelne Lipome, unter Umständen aber auch viele. Sie fühlen sich meist weicher als Fibrome an.   *Lipome*

Manche Fettgeschwülste erzeugen erhebliche Schmerzen, oft bleiben sie aber ohne Symptome. Wie die Fibrome können sie innere Organe beengen und deren Funktionen stören.

Behandlung — Eine Therapie wird notwendig, wenn die Geschwülste schmerzen oder Organe beeinträchtigen. Am zuverlässigsten hilft die operative Entfernung, manchmal lassen sich die Lipome aber auch durch »maßgeschneiderte« Homöopathie zurückbilden.

Gründliche Untersuchung für zuverlässige Unterscheidung — Eine zuverlässige Unterscheidung zwischen gutartigen Hautgeschwülsten und Krebstumoren ist nur nach gründlicher Untersuchung möglich. Deshalb muß bei allen Knoten und Schwellungen der Haut, die aus unklaren Ursachen auftreten, sofort die notwendige Diagnose durchgeführt werden. Je früher Hautkrebs erkannt und behandelt wird, desto sicherer läßt er sich vollständig ausheilen. Bei zu später Diagnose gehen die Heilungschancen zum Teil rapide zurück.

Krebskrankheiten der Haut

Gut- und bösartige Verlaufsformen — Beim Hautkrebs kennen wir relativ gutartige Verlaufsformen, die unter Umständen nicht behandelt, sondern nur regelmäßig kontrolliert werden müssen. Damit kann man weitgehend beschwerdefrei alt werden. Andere Krebsformen, vor allem das Melanom, verlaufen sehr bösartig und enden oft bald tödlich. Da die Heilungschancen am günstigsten sind, wenn rechtzeitig eine gezielte Ganzheitstherapie eingeleitet wird, darf man alle ungewöhnlichen Symptome an der Haut, wie langsam wachsende Knoten, veränderte Muttermale oder kaum heilende Geschwüre, nie vernachlässigen. Nur der Therapeut erkennt, ob eine bösartige Geschwulstkrankheit besteht.

Warnzeichen und Vorstadien

Vorstadium — Der Hautkrebs beginnt nicht spontan von heute auf morgen, ihm geht ein Vorstadium mit unterschied-

Krebskrankheiten der Haut

lichen Symptomen voraus, das kürzere oder längere Zeit (vielleicht lebenslang ohne Vollstadium der Krebskrankheit) dauert. In dieser Phase besteht noch genügend Zeit für eine wirksame Behandlung, die den Übergang in akuten Krebs verhindern oder zumindest verzögern kann.

Es gibt verschiedene dieser Vorkrebsstadien (*Präkanzerosen*), die unterschiedlich lang vor der eigentlichen Krebskrankheit auftreten. Altersflecke, Hauthorn und Muttermale lernten wir bereits kennen. Darüber hinaus gelten die folgenden Symptome als mögliche Präkanzerosen:

- *Schlecht heilende Wunden und Narben* oder chronische Geschwüre mit wucherndem, leicht blutendem Rand.
- *Verdickung der Haut* mit warzenartigen bräunlichen Veränderungen, die meist an übermäßig der UV-Strahlung ausgesetzten Hautpartien entstehen.
- *Bowen-Krankheit*, die im Gesicht und an anderen Körperteilen zu schuppenden Knötchen, im Bereich der Genitalien zu geröteten Knötchen führt; nach dem 50. Lebensjahr breiten sie sich unter Umständen rasch aus und entarten krebsig.
- *Leukoplakie*, auch als *Weißschwielenkrankheit* bezeichnet, bei der durch übermäßige Verhornung an Schleimhäuten (vor allem Mund) eine weißliche Schwiele entsteht; begünstigt wird das durch chronische Reizung, vor allem bei Tabak- und Alkoholkonsum, überdies können unzulängliche Mundhygiene, Eisenmangel, Leberleiden und Unterernährung zur krebsigen Entartung der Schwiele beitragen.
- *Paget-Krankheit*, die vor allem bei Frauen mit schuppenden, nässenden Rötungen an den Brustwarzen einhergeht; daraus kann sich im weiteren Verlauf Hautkrebs an der Brust (also nicht Brustkrebs) entwickeln.

Alle genannten Präkanzerosen können in Hautkrebs übergehen, aber diese Entartung erfolgt nicht zwangsläufig bei allen Betroffenen. Da man jedoch

Präkanzerosen

Warnzeichen

Entartung erfolgt nicht zwangsläufig

Geschwülste der Haut

Derartige Hautveränderungen müssen regelmäßig untersucht werden

nie im voraus beurteilen kann, bei welchem Patienten tatsächlich Krebs eintreten wird, müssen derartige Hautveränderungen regelmäßig untersucht werden. Nur das gewährleistet, daß die mögliche krebsige Entartung frühzeitig erkannt und erfolgreich behandelt wird.

Im Einzelfall kann es vorsorglich angezeigt sein, eine Präkanzerose der Haut chirurgisch zu entfernen, dazu wendet man heute zum Teil die besonders schonende Kälte- oder Laserchirurgie an.

Basaliom – Spinaliom

Basaliom

Das *Basaliom* kommt hauptsächlich im Alter vor, im Einzelfall aber auch schon in jüngeren Jahren.

Vorkommen

In erster Linie entsteht es an Schläfen, Stirn, im Augen-Nasen-Winkel, auf dem Nasenrücken, im Nacken oder auf dem Handrücken.

Warnzeichen

Warnzeichen sind glasige Knötchen, die langsam wachsen. Sie bilden einen Ring, in dessen Mitte die Haut geschwürig zerfällt. Im weiteren Verlauf treten mehr Knötchen und Geschwüre auf. Erst im fortgeschrittenen Stadium breitet sich der Krebs in die Tiefe aus, dann drohen auch Metastasen.

Relativ gutartig

Grundsätzlich gilt das Basaliom als relativ gutartig. Alte Menschen sterben oft aus anderer Ursachen, ehe das fortgeschrittene Stadium erreicht wird. Trotzdem soll frühzeitig chirurgisch behandelt werden, dann gelingt meist eine dauernde Heilung.

Spinaliom ist bösartig

Ganz anders verhält es sich beim *Spinaliom*, das zu den bösartigeren Krebsformen gehört. Häufig geht es von Altersflecken oder einem Hauthorn aus, insbesondere im Gesicht, am Hals, auf dem Handrücken oder in der After-Genital-Region.

Symptome

Symptomatisch ist zunächst die warzenartige oberflächliche Hautwucherung. Sie dehnt sich schnell in die gesunde Umgebung und Tiefe aus, recht früh werden die regionalen Lymphknoten mit betroffen, Metastasen in anderen Körperregionen drohen.

Innerhalb weniger Wochen kann ein Spinaliom faustgroße Knoten oder ausgedehnte, zerfallende und blu-

Krebskrankheiten der Haut

tende Geschwüre bilden. Dann gilt die weitere Prognose als ausgesprochen ungünstig.
Deshalb muß bei allen verdächtigen Hautveränderungen rasch die fachliche Untersuchung veranlaßt werden, damit der Krebs noch im Frühstadium chirurgisch behandelt wird. Unter dieser Voraussetzung stehen die Chancen auf völlige Heilung nicht schlecht. *Rasch fachliche Untersuchung*

Spinaliome können zu den Berufskrankheiten gehören. Da sie anscheinend durch Teerkontakt begünstigt werden, leiden Bauarbeiter (vor allem beim Straßenbau) und Kaminkehrer häufiger daran. Wenn bei Angehörigen dieser Berufsgruppen Anzeichen einer Präkanzerose auftreten, muß vorsorglich versucht werden, künftig Kontakte mit Teer zu vermeiden, notfalls durch einen Berufswechsel. *Können zu den Berufskrankeiten gehören*

Melanom, der »schwarze Krebs«

Die bösartigste Hautkrebsform, das *Melanom,* geht von den Farbstoffzellen der Haut aus, oft von dunkleren, größeren oder bei Erwachsenen neu gebildeten Muttermalen. *Bösartigste Hautkrebsform*

Begünstigt wird die krebsige Entartung wahrscheinlich durch übertriebene Sonnenbäder und UV-Bestrahlungen. Der deutliche Anstieg der Melanomfälle in den letzten Jahren erklärt sich mit hoher Wahrscheinlichkeit aus UV-Strahlenschäden der Haut. Manchmal lösen auch Manipulationen an Muttermalen (wie häufiges Kratzen) ein Melanom aus. *Ursachen*

Der von einem Leberfleck ausgehende Hautkrebs führt zunächst zur dunkleren Verfärbung und Ausbreitung der Farbstoffanhäufung. Die Oberfläche wird höckrig und rauh, ein entzündlicher Hof umgibt das verdächtige Mal, meist kommt es auch noch zu schwer stillbaren Blutungen. Nach diesem Frühstadium breitet sich das Melanom rasch aus, sehr früh drohen Metastasen in anderen Hautarealen und an inneren Organen. *Verlauf*

Die Therapie bietet bei rechtzeitiger chirurgischer Entfernung des beginnenden Melanoms noch relativ günstige Aussichten auf völlige Heilung. Wenn erst im *Behandlung*

145

fortgeschrittenen Stadium mit Metastasen behandelt wird, gilt die Prognose als sehr ungünstig, die Krankheit kann dann bald tödlich enden.

Vorbeugung — Zur Vorbeugung von Melanomen muß man vor allem auf unvernünftige Sonnenbäder und UV-Bestrahlungen verzichten. Das gilt insbesonders für Menschen mit heller Haut, die kaum bräunt, sondern eher gerötet wird. Ferner müssen dunklere, größere und/oder bei Erwachsenen neu gebildete Muttermale regelmäßig fachlich kontrolliert und bei Bedarf rechtzeitig chirurgisch entfernt werden.

Kein sicherer Schutz — Sicheren Schutz vor einem Melanom bieten diese vorsorglichen Maßnahmen zwar nicht, aber das Risiko läßt sich doch deutlich vermindern.

Haar- und Nagelkrankheiten

Zu den häufigsten Erkrankungen der Anhangsgebilde der Haut gehören Haarausfall, Entzündungen und Eiterungen an den Nägeln sowie Veränderungen der Farbe und Form der Nägel, die vor allem diagnostisch von Bedeutung sind. Auch Nagelpilzinfektionen beobachtet man heute häufiger. Andere Haar- und Nagelprobleme, denen nicht immer Krankheitswert zukommt, treten seltener auf.

Auskunft über den Ernährungs- und Gesundheitszustand — Haare und Nägel geben auch allgemein Auskunft über den Ernährungs- und Gesundheitszustand eines Menschen. Übermäßig ausfallende Haare und auffällige Veränderungen der Nägel deuten nicht selten auf chronische Mangelzustände hin, die von innen her Einfluß auf die Anhangsgebilde nehmen.

In der Regel ungefährlich — In der Regel sind die Haar- und Nagelkrankheiten relativ ungefährlich, wenngleich zum Teil psychisch stark belastend. Fachliche Untersuchung und Therapie sind frühzeitig notwendig, um gegebenenfalls auch innere Ursachen zu erkennen und gezielt zu behandeln.

Formen des Haarausfalls

Der tägliche Ausfall von bis zu 80 Haaren gilt als normal, er wird durch die nachwachsenden Haare wieder ausgeglichen. Die ausgehenden feinen Haare nimmt man meist überhaupt nicht wahr, am Kamm erkennt man lediglich die längeren. Deshalb ist es unmöglich, den Haarausfall durch Auszählung der ausgegangenen Haare zu kontrollieren. Den vermehrten Haarausfall bemerkt man vor allem, wenn die Haare insgesamt schütterer werden oder kahle Stellen im Haarboden auftreten.

Ausfall von 80 Haaren pro Tag ist normal

Vermehrter Haarausfall muß nicht unbedingt aus krankhaften Ursachen entstehen. Häufig beobachtet man ihn zum Beispiel im Frühjahr und/oder Herbst, wahrscheinlich bedingt durch Biorhythmen, die auch bei Tieren in diesen Jahreszeiten zum Fell- und Gefiederwechsel führen.

Häufig im Frühjahr oder Herbst

Nicht selten kommt es bei Frauen durch hormonelle Einflüsse vor allem während der Monatsblutung oder Schwangerschaft zum verstärkten oder geringeren Haarausfall. Nach der Lebensmitte nimmt der Haarausfall vor allem bei Männern altersbedingt zu, das Haar wird immer schütterer.

Hormonelle Einflüsse bei Frauen

Vielfach steht nicht krankhafter erhöhter Haarausfall mit falscher Pflege in Beziehung. Insbesondere zu straffe Frisuren, zu häufiges starkes Auskämmen und Bürsten, ungeeignete Haarwaschmittel oder Dauerwellen und Tönungen mit unverträglichen Chemikalien können dazu führen.

Falsche Pflege

Schließlich kennen wir als Sonderform die Teil-, seltener Vollglatze, die fast immer nur Männer betrifft. Dahinter steht nach heutigem Wissen die vermehrte Ausschüttung männlicher Geschlechtshormone, der meist keine krankhafte Bedeutung zukommt. Vielmehr wird die Glatzenbildung überwiegend vererbt.

Glatze

Ursache

Von diesen nicht krankheitsbedingten Formen des Haarausfalls zu unterscheiden ist der vermehrte Haarausfall durch krankhafte Ursachen. Eine zuverlässige Unterscheidung zwischen nicht krankhaft und krankheitsbedingt ist oft nur durch fachliche Unter-

Krankhafte Ursachen

Haar- und Nagelkrankheiten

suchung möglich. Als äußere Ursachen wird man oft bakterielle oder Pilzinfektionen der Kopfhaut oder übermäßige Talgproduktion nachweisen.

Innere Krankheiten — Lassen sich keine äußeren Ursachen feststellen, liegt vermutlich eine innere Krankheit vor. Der vermehrte Haarausfall ist dann als unklares Warnzeichen zu verstehen, dessen Ursachen zum Teil erst durch aufwendige Diagnostik geklärt werden können. Zu denken

Gründe — ist vor allem an folgende Gründe:
- Chronischer Mangel an Vitalstoffen durch Fehlernährung oder Erkrankungen der Verdauungsorgane mit unzureichender Verwertung der Nahrung.
- Verschiedene Infektionskrankheiten und chronische Krankheitsherde, wobei diese Erkrankungen oft keine stärkeren typischen Symptome erzeugen.
- Chronische Vergiftungen, die heute insbesondere durch Umweltschadstoffe entstehen können; die Haaranalyse gibt recht zuverlässig Auskunft über die im Körper angereicherten Giftstoffe.
- Krankhafte hormonelle Störungen, die bevorzugt Frauen betreffen.
- Nebenwirkungen chemischer Arzneimittel, insbesondere der zellwachstumshemmenden Medikamente gegen Krebs, die zwangsläufig auch die Zellteilung in der Haarzwiebel behindern.

Kreisrunder Haarausfall
Symptome — Beim *kreisrunden Haarausfall* (Alopecia areata), einer eigenständigen Krankheit, kennt man die Ursachen noch nicht zuverlässig. Symptomatisch ist das Ausgehen der Haare in einem begrenzten rundlichen Gebiet vor allem der Kopfhaut, seltener auch an den Brauen oder im Bart.

Meist heilt diese Erkrankung nach einiger Zeit spontan aus, selbst wenn keine Therapie erfolgt. Die Haare wachsen in den betroffenen Arealen zuerst oft weißlich nach, später gleicht sich die Färbung wieder den übrigen Haaren an.

Behandlung — Beim nicht krankheitsbedingten Haarausfall fällt die Therapie schwer, da man keine Erkrankung findet, die gezielt behandelt werden könnte. Episodisch vermehrter Haarausfall im Wechsel der Jahreszeiten oder durch hormonelle Veränderungen während der Monatsblutung oder Schwangerschaft erfordert in der Regel keine Behandlung, er normalisiert sich bald wieder von selbst. Auch altersbedingt vermehrter Haarausfall kann kaum behandelt werden, schließlich ist das Altern keine Krankheit. Durch sorgfältige Pflege der Haare läßt sich diese Altersfolge aber meist verzögern.

Männer mit Glatze finden ein reichhaltiges Angebot an Produkten, die oft wahre Wunder versprechen, häufig jedoch kaum wirksam sind. Inzwischen wurde ein Wirkstoff entwickelt, der in der Lage scheint, die Folgen der vermehrten Hormonausschüttung auf die Haare zu hemmen, vielleicht sogar das Wachstum der Haare wieder anzuregen. Die Dauererfolge dieser Therapie lassen sich noch nicht zuverlässig beurteilen. Jedenfalls werden die Medikamente nur nach fachlicher Verordnung angewendet. *Behandlung bei Glatze*

Als Alternative kann man ein gut gearbeitetes Toupet tragen oder Haare in die kahle Kopfhaut einpflanzen lassen. Die Implantation der Haare muß aber durch einen seriösen Spezialisten erfolgen, die Ergebnisse fallen nicht immer befriedigend aus. *Toupet oder Haare einpflanzen*

Man kann sich aber auch einfach mit der Glatze abfinden, die das Aussehen ja nicht »verunstalten« muß.

Männer, die psychisch stärker unter ihrer Glatze leiden, benötigen oft eher Hilfe zur Stärkung ihres Selbstwertgefühls und zur Überwindung von Unsicherheit und Hemmungen. Die bloße »Verdeckung« der Glatze kann das psychische Grundproblem nicht beseitigen. Auf die Mitwelt wirkt eine mit »Würde« getragene Glatze überzeugender als die nicht selten komisch anmutenden Versuche, die Kahlheit zu verbergen.

Wenn falsche Haarpflege zum übermäßigen Haarausfall beiträgt, sollte man sich beim Friseur oder Therapeuten über die individuell korrekte Pflege informieren (s. a. S. 49 ff.). Nur wenn die ungünstigen Maßnahmen unterlassen werden, kann sich das Haar regenerieren und wieder voller werden. *Beratung über korrekte Pflege*

Haar- und Nagelkrankheiten

Krankhafte Ursachen des vermehrten Haarausfalls müssen nach der Diagnose gezielt von außen und/oder innen behandelt werden.

Vollwertkost Fehlernährung stellt man konsequent auf Vollwertkost um, gegen ausgeprägtere Mangelzustände gibt **Heilmittel mit** man Heilmittel mit Vitalstoffen, bis der Mangel ausgeglichen ist. Wenn Erkrankungen der Verdauungsorgane die Aufnahme und Verwertung der Nahrung behindern, richtet sich die gezielte ursächliche Therapie dagegen. Nach Heilung wird die Nahrung wieder besser verwertet, auch das Haar erhält dann genügend Nähr- und Vitalstoffe.

Diagnose Darüber hinaus muß im Rahmen der Diagnose nach Infektionskrankheiten, chronischen Krankheitsherden und hormonellen Störungen geforscht werden. Erst wenn sie genau bekannt sind, lassen sie sich gezielt behandeln, der Zustand der Haare bessert sich allmählich.

Giftbelastung Bei Giftbelastung des Körpers kann eine Entgiftungs**des Körpers** therapie angezeigt sein. Dazu gibt man oft Schwefel, zum Teil homöopathisch als Sulfur. Darüber hinaus sollen die Nieren-, Leber- und Darmfunktionen durch Homöopathie oder pflanzliche Heilmittel angeregt werden, um die Entgiftung zu beschleunigen.

Gegen den kreisrunden Haarausfall gibt es keine spezifischen, zuverlässig wirksamen Medikamente. Man kann einfach abwarten, bis er sich von selbst zurück**Homöopathische** bildet. Zum Teil helfen homöopathische Heilmittel, **Heilmittel** die fachlich »maßgeschneidert« ausgewählt werden müssen. Unter anderem kommen Arsenicum album, Lycopodium, Mercurius-Zubereitungen, Thallium, oft auch Kalium phosphoricum als Hauptmittel in Betracht.

Zur örtlichen Behandlung von außen empfehlen sich nach fachlicher Verordnung zum Beispiel Haarwaschmittel mit antibakteriellen oder pilztötenden Wirkstoffen, bei übermäßiger Talgproduktion auch **Schwefel** Schwefel.

Diese lokale Therapie kann relativ schnell zur ersten Besserung führen, beseitigt die Grundursachen des Haarausfalls allerdings nicht immer. Dann sind die oben genannten innerlichen Zusatztherapien erforderlich.

Wenn Arzneimittel zum abnormen Haarausfall führen, wachsen die Haare in der Regel wieder nach, sobald das Medikament abgesetzt wurde. Allerdings darf man wichtige, fachlich verordnete Arzneimittel niemals selbständig absetzen, das könnte die bisher damit behandelte Erkrankung rasch verschlimmern, unter Umständen gar lebensbedrohlich werden. Nur der Therapeut darf den Abbruch der Behandlung oder Ersatz des unverträglichen Medikaments durch ein anderes verordnen. *Arzneimittel als Grund*

Vor allem bei Zytostatika gegen Krebs muß Haarausfall als Nebenwirkung in Kauf genommen werden, wenn die bösartige Krankheit auf andere Weise nicht erfolgreich behandelt werden kann. *Haarausfall als Nebenwirkung bei Krebs*

Übermäßige Behaarung

Die abnorme *Überbehaarung* kann angeboren sein oder im Lauf des Lebens aus verschiedenen Ursachen entstehen. Meist bleibt sie örtlich begrenzt, manchmal entsteht sie am gesamten Körper. Der Zustand kann psychisch erheblich belasten, insbesondere Frauen. Nicht selten ist die örtliche Überbehaarung mit Haarausfall an anderen Körperpartien (meist Kopfhaare) verbunden. Krankhafte Ursachen der übermäßigen Behaarung lassen sich nicht immer nachweisen. *Überbehaarung*

Psychische Belastung

Bei Frauen beobachtet man Überbehaarung oft in der Form des männlichen Verteilungstyps. Das bedeutet, die Haare sind bei ihnen wie bei Männern vorhanden, vor allem im Gesicht (sog. Damenbart) an den Gliedmaßen und am Rücken. *Bei Frauen*

Was bei Männern der normalen Haarverteilung entspricht, deutet bei Frauen auf hormonelle Störungen hin, unter anderem Funktionsstörungen der Eierstöcke oder Nebennieren. Das hormonelle Ungleichgewicht führt oft auch noch zu ausgeprägter Akne. Unter Umständen erklärt sich das aus Doping mit Arzneimitteln, die männliche Geschlechtshormone *Ursachen*

Doping mit Arzneimitteln

enthalten, oder durch aufbauende Anabolika, insbesondere bei Leistungssportlerinnen und den Frauen, die Bodybuilding betreiben. Die Ursachen müssen diagnostiziert und gezielt behandelt werden, dann bildet sich die Überbehaarung meist allmählich zurück.

Frühwarnzeichen auf Krebs — Wenn im Lauf des Lebens, bevorzugt nach der Lebensmitte, die Wimpern, Brauen, Schamhaare oder die sonst mit bloßem Auge nicht erkennbaren Flaumhaare plötzlich verstärkt wachsen, empfiehlt sich sofortige gründliche Untersuchung. Das kann nämlich als Frühwarnzeichen auf Krebsgeschwülste vor allem im Bauchraum hinweisen.

Irritative Überbehaarung — Zur *irritativen Überbehaarung* kommt es an Hautpartien, die längere Zeit äußeren mechanischen oder Temperaturreizen ausgesetzt waren (oft berufsbedingt). Aber auch bei Geschwüren und Hautentzündungen entwickelt sich durch die entzündliche Reizung unter Umständen örtliche Überbehaarung. In solchen Fällen muß man versuchen, die Ursachen dauerhaft auszuschalten, dann bildet sich die abnorme Behaarung meist zurück.

Abnorme Überbehaarung — In seltenen Fällen wachsen am ganzen Körper die normalerweise mit bloßem Auge nicht sichtbaren Flaumhaare so stark, daß sie als *abnorme Überbehaarung* sichtbar sind. Die Ursachen lassen sich oft nicht genau erklären, eine Therapie ist deshalb schwer möglich.

Behaarte Muttermale — Örtlich begrenzte Überbehaarung findet man zum Teil auf Muttermalen. Das gilt als nicht krankhaft, nach praktischer Erfahrung scheint es jedoch, daß behaarte Muttermale eher krebsig entarten. Vorsorglich kann deshalb die chirurgische Entfernung der behaarten Male angezeigt sein. Selbständige Entfernung der Behaarung bewirkt nichts, kann unter Umständen sogar die Krebsentstehung begünstigen.

Ursachen unklar — Die umschriebene Überbehaarung unabhängig von Muttermalen entsteht unter anderem bei Stoffwechsel- und Hormonstörungen, genau klären lassen sich die Ursachen nicht immer.

Abnormes Haarwachstum über dem Kreuzbein — Büschelartiges abnormes Haarwachstum über dem Kreuzbein, das bereits bei der Geburt sichtbar ist, kann als Warnzeichen auf eine Mißbildung der Wirbelsäule hinweisen. Das muß sofort geklärt und möglichst gezielt behandelt werden.

Als letzte häufigere Ursache der vermehrten Behaarung kommen verschiedene Arzneimittel in Betracht. Anabolika und männliche Geschlechtshormone, die oft zum Doping mißbraucht werden, erwähnten wir oben bereits. Ferner können vor allem noch längere Einnahme von Kortikosteroiden (wie Kortison), das antibiotisch wirksame Streptomycin und Medikamente gegen Epilepsie zur abnormen Behaarung führen. In der Regel bildet sie sich zurück, sobald das Medikament abgesetzt wird. Das darf aber nur der Therapeut veranlassen.

<small>Kortison
Streptomycin</small>

Während die krankhaften Ursachen einer übermäßigen Behaarung oft genau diagnostiziert und gezielt therapiert werden können, läßt sich die angeborene Form kaum beeinflussen. Ihr liegt ja keine behandlungsfähige Erkrankung zugrunde, sondern eine nicht krankhafte, teils familiär gehäuft vorkommende Veranlagung.

<small>Die angeborene Form läßt sich kaum beeinflussen</small>

Wenn die Überbehaarung das äußere Erscheinungsbild nicht nennenswert stört und keine psychische Belastung darstellt, kann man sich einfach damit abfinden. Auf Wunsch kommt eine De- oder Epilation in Frage, die manchmal selbständig vorgenommen werden kann, zum Teil aber der Kosmetikerin oder dem Therapeuten vorbehalten bleiben soll.

Bei der *Depilation* werden die sichtbaren Haare chemisch oder mechanisch entfernt, die Wurzeln der Haare bleiben aber erhalten. Deshalb wachsen sie nach und müssen immer wieder beseitigt werden. Mechanisch zupft man einzelne Haare mit der Pinzette aus, größere behaarte Hautzonen können regelmäßig rasiert werden.

<small>Depilation</small>

Zur chemischen Depilation verwendet man Spezialmittel, die das Haar lösen, dabei aber auch die Oberhaut angreifen und Entzündungen oder allergische Reaktionen provozieren können. Der mechanischen Enthaarung ist daher der Vorzug zu geben, chemische Mittel dürfen insbesondere nicht bei Allergien und empfindlicher Haut verwendet werden.

Haar- und Nagelkrankheiten

Epilation — Die *Epilation* greift an der Haarwurzel an, nach deren Zerstörung die Haare nicht mehr nachwachsen. Die früher dazu gebrauchten Röntgenstrahlen sind heute wegen der Strahlenbelastung nicht mehr vertretbar,
Elektro-Epilation — bevorzugt setzt man die Elektro-Epilation ein. Dabei wird die Haarwurzel durch elektrischen Strom dauerhaft zerstört. Dieses Verfahren kann nicht selbständig durchgeführt werden.

Farb- und Formveränderungen der Nägel

Ursachen — Auffällige Veränderungen an den Nägeln, die sowohl die Farbe als auch die Form betreffen, können auf lokale Erkrankungen oder innere Ursachen hinweisen. Das vermag nur der Therapeut zu beurteilen, der bei allen ungewöhnlichen und anhaltenden Nagelveränderungen bald zugezogen werden muß.
Falsche Nagelpflege — Wenn die Nägel brüchig und rissig wirken, splittern oder sich spalten, erklärt sich das oft aus falscher Nagelpflege, Nägelbeißen, Verletzungen oder chemische Schädigung zum Beispiel durch unverträgliche Nagellacke, Nagellackentferner oder berufliche Einflüsse. Ferner können Bakterien-, Pilzinfektionen, Schuppenflechte oder Ekzeme im Bereich der Nägel bestehen. Manchmal liegen auch angeborene Nagelmißbildungen zugrunde.
Innere Ursachen — Als mögliche innere Ursachen gelten vor allem chronische Mangelkrankheiten (besonders Eisen-, Vitamin-B-Mangel) durch Fehlernährung oder gestörte Verwertung der Nahrung bei chronischen Erkrankungen der Verdauungsorgane. Auch »zehrende« Krankheiten wie Tuberkulose und Krebs oder verminderte Durchblutung mit Sauerstoffmangel bei Arteriosklerose kommen in Betracht. Ferner ist an Unterfunktion der Schilddrüse, andere hormonelle Störungen, Nervenleiden oder chronische Infektionskrankheiten zu denken.
Rillen in den Nägeln — Von diagnostischer Bedeutung sind außerdem die *Rillen* in den Nägeln. Die leichte Längsrillung besteht praktisch immer, auch eine schwache Querrillung muß nicht auf eine Erkrankung hinweisen.

Farb- und Formveränderungen der Nägel

Bei *ausgeprägten Längsrillen* liegen in der Regel Ursachen wie bei brüchigen, splitternden Nägeln (diese Veränderungen bestehen häufig gleichzeitig) vor. Wenn *Querrillung* deutlicher auftritt, oft zusammen mit abnormer Längsrillung, kann das Warnzeichen chronischer Unterernährung oder beginnender Zuckerkrankheit sein. Ferner müssen schwere Infektionskrankheiten in Betracht gezogen werden, beispielsweise Grippe, Lungen-, Nierenentzündung, Malaria, Tuberkulose oder Typhus. Unter Umständen bestehen auch Krampfleiden mit Kalziummangel, Nervenentzündungen, multiple Sklerose, halbseitige Lähmungen oder Entzündungen und Verkrampfungen von Blutgefäßen mit örtlichen Durchblutungsstörungen.

Zu den häufigsten Farbveränderungen an den Nägeln gehören *weiße Flecken*. Sie müssen nicht krankhaft sein, können aber auch durch falsche Nagelpflege, Mangelzustände, chronische Verdauungs- und Stoffwechselstörungen entstehen. Zum Teil beobachtet man sie nach fieberhaften Infektionskrankheiten.

Bestehen *weißliche Querstreifen* mit Verdickung und Rissen, kann eine Nervenentzündung die Ursache sein, unter Umständen durch Vergiftungen (etwa Amalgamplomben, Umweltschadstoffe) hervorgerufen. Aber auch Verletzungen und Entzündungen am Nagel oder chronischer Fluormangel können dazu führen.

Schwärzliche Verfärbungen an den Nägeln sind oft typisch für Pilzinfektionen. Seltener treten sie durch mechanische oder chemische Schädigung der Nägel sowie bei Ekzemen auf.

Bei den *Formveränderungen der Nägel* fallen vor allem Löffel-, Uhrglasnägel und Trommelschlegelfinger auf.

Bei *Löffelnägeln* mit löffelförmiger Veränderung der Nägel muß untersucht werden, ob Ekzeme, Verletzungen oder Eisenmangel bestehen. Die betroffenen Nägel sind oft auch brüchig und weisen Eindellungen auf.

Bei *Uhrglasnägeln* sind die Nägel napfförmig aufgewölbt, gleichzeitig können Trommelschlegelfinger

Marginalien: Längsrillen — Querrillen — Weiße Flecken — Weißliche Querstreifen — Schwärzliche Verfärbungen — Löffelnägel — Uhrglasnägel

vorliegen. Dazu kommt es in der Regel durch Sauerstoffmangel, insbesondere bei chronischer Bronchitis, Asthma oder Lungenemphysem. Uhrglasnägel an den Zehen deuten ferner auf Arteriosklerose mit Durchblutungsstörungen, Entzündung von Gefäßen oder Erkrankungen des Rückenmarks hin.

Trommelschlegelfinger Bei den *Trommelschlegelfingern* schwellen die Endglieder der Finger kolbenförmig an, ähneln also den Schlegeln, mit denen man die Trommel schlägt. Die Nägel wölben sich uhrglasförmig vor. Dieses Warnzeichen weist auf örtliche Blutstauungen, Herz- oder Gefäßleiden mit Mangeldurchblutung, Asthma, Lungenemphysem, Lungentuberkulose, Bronchialkrebs, Magen-, Darm-, Leberleiden, Nerven-, Rückenmarkentzündungen oder Krebs des Lymphsystems hin.

Ohne krankhafte Ursachen beobachtet man Trommelschlegelfinger vermehrt bei Bergbewohnern und Piloten, die sich in sauerstoffarmer Höhenluft aufhalten. Auch Vererbung ohne Krankheitswert kann eine Rolle spielen, dann kommt die Formveränderung meist familiär gehäuft vor.

Die obigen Angaben veranschaulichen, daß Farb- und Formveränderungen der Nägel sehr vieldeutig sind. Deshalb muß auch dann, wenn keinerlei Symptome

Fachliche Untersuchung auf eine krankhafte Ursache hinweisen, eine fachliche Untersuchung veranlaßt werden. Nach ihrem Befund richtet sich die gezielte Therapie, die hier nicht ausführlicher dargestellt werden kann.

Die bloße lokale Behandlung hilft nur, wenn eindeutig örtliche Ursachen (wie Infektionen) bestehen, bei inneren Ursachen kann dadurch keine dauerhafte Heilung erzielt werden.

Nagelbettentzündung und -eiterung

Nagelbettentzündung Die *Nagelbettentzündung* kommt relativ häufig vor, wird aber oft als scheinbar »harmlos« vernachlässigt. Unter Umständen kann das zu einer schweren Infektionskrankheit führen. Vorsorglich muß daher jede

Entzündung des Nagelbetts frühzeitig intensiv behandelt werden, bei Bedarf vom Therapeuten.

Als Ursachen kommen hauptsächlich Risse, Schrunden und kleine Verletzungen der Haut um die Nägel in Frage, wenn sie mit Bakterien oder Pilzen infiziert werden. Auch bloße Reizungen der Haut ohne Infektion sind zum Teil für die Entzündung verantwortlich. Die Hautdefekte und Reizungen entstehen zum Beispiel bei Arbeiten mit chemischen Stoffen, Erde oder Wasser sowie durch falsche Nagelpflege, trockene Haut begünstigt die Entzündung. Symptomatisch ist die geschwollene, schmerzhafte Rötung der Haut um den Nagelfalz, zusätzlich treten oft stärkere Querrillen auf dem Nagel auf.   *Ursachen*

Symptome

Wenn die Nagelbettentzündung nicht fachgerecht versorgt wird, droht sie in die *Nagelbetteiterung* überzugehen. Diese kann allerdings auch von Anfang an bestehen, wenn Risse und Verletzungen der Haut mit Eitererregern infiziert werden. Es kommt zur stärkeren Schwellung und Rötung mit dem typischen klopfenden Schmerz. Die Eiterung kann sich in die Tiefe ausbreiten und Sehnen oder Knochen betreffen, schlimmstenfalls sogar in die Blut- oder Lymphgefäße einbrechen, was zur akut lebensbedrohlichen Sepsis (»Blutvergiftung«) führt.   *Nagelbetteiterung*

Blutvergiftung

Die einfache Nagelbettentzündung darf zunächst versuchsweise selbst behandelt werden. Wirkt diese Selbsthilfe nicht bald, oder beginnt das für Eiterung typische Klopfen, muß der Therapeut zugezogen werden.

Als wichtigstes homöopathisches Mittel zur Selbsthilfe gilt Hepar sulfuris D 3, am besten kombiniert mit Mercurius solubilis D 3 (beide rezeptfrei aus der Apotheke). Einleitend gibt man alle 1–2 Stunden die in der Gebrauchsanweisung angegebene Einzeldosis, nach Besserung genügt diese Dosis 3- bis 4mal täglich. Ergänzen kann man die obigen Standardmittel durch Silicea D 12, davon 3mal täglich eine Einzeldosis. Die homöopathischen Wirkstoffe sorgen von innen her dafür, daß die Entzündung sich bald zurückbildet.   *Homöopathische Mittel*

Haar- und Nagelkrankheiten

Heilerde	Äußerlich wendet man zusätzlich 2- bis 4mal täglich kalte Auflagen mit Heilerde an, die gut entzündungshemmend und schmerzlindernd wirken. Geeignet ist dazu nur die speziell als Heilmittel aufbereitete Erde, die nach Gebrauchsanweisung zur Auflage verwendet wird.
Heublumenkompressen	Grundsätzlich empfehlen sich auch heiße Kompressen mit Heublumen, die fertig zubereitet in der Apotheke erhältlich sind. Allerdings kann Wärme die Ausbreitung akuter Entzündungen fördern, vorher muß deshalb der Therapeut befragt werden (das gilt übrigens für alle Wärmeanwendungen bei akuten Entzündungen).
Salben und Tinkturen	Wenn stärkere Entzündungen eine intensivere Therapie erfordern, werden hauptsächlich desinfizierende Salben und Tinkturen nach fachlicher Verordnung gebraucht. Die Basistherapie von innen durch die oben genannten Homöopathika soll trotzdem beibehalten werden.
Homöopathie bei Eiterungen am Nagelbett	Bei Eiterungen am Nagelbett gibt die Homöopathie ebenfalls innerlich Hepar sulfuris D 3 und/oder Mercurius solubilis D 3, um dem Eiter nach außen Abfluß zu verschaffen. Noch besser kann Myristica sebifera D 3 wirken, das man im übertragenen Sinn auch als »unblutiges Messer« der Homöopathie bezeichnet. Die meisten Eiterungen öffnen sich unter dieser Behandlung nach außen.
Antibiotika	Unter Umständen eignen sich andere »maßgeschneiderte« homöopathische Wirkstoffe besser, das kann nur der Therapeut beurteilen. Antibiotika werden bei korrekter homöopathischer Behandlung seltener notwendig, bevorzugt dann, wenn die Eiterung sich in die Umgebung auszubreiten droht.
	Salben mit den oben genannten homöopathischen Wirkstoffen werden ergänzend äußerlich gegen die Nagelbetteiterung angewendet, um die Öffnung nach außen zu beschleunigen und die Schmerzen zu lindern.
Ichthyol	Als Alternative oder zusätzlich kann *Ichthyol* verwendet werden. Diese Zubereitung aus dem rotbraunen, schwefelhaltigen Öl, das durch Destillation aus

dem bituminösen »Stinkstein« (Schiefer) aus dem Karwendelgebirge gewonnen wird, hemmt Entzündungen und trägt mit zum Durchbruch des Eiters nach außen bei. Salben und Tinkturen mit dem Wirkstoff sind rezeptfrei in der Apotheke erhältlich und werden nach Gebrauchsanweisung verabreicht.
Wenn die obigen Naturheilmittel die Eiterung nicht ausreichend beeinflussen, können örtlich antibiotische Salben, bei Bedarf zusätzlich Antibiotika innerlich verwendet werden; die Verordnung bleibt dem Therapeuten vorbehalten.

Manchmal muß dem Eiter durch eine kleine Operation Abfluß nach außen verschafft werden. Diesen Eingriff führt man aber erst durch, wenn die Eiterung »reif« ist, die entzündete Hautpartie sich also gelblich verfärbt. Keinesfalls darf man selbständig an der Eiterung »operieren«, das könnte zu ernsten Komplikationen durch Verschleppung von Erregern oder zusätzliche Infektion des Einschnitts führen. *(Operation)*

Nagelausfall – Krallennägel

Bei Lockerung und Ausfall einzelner Nägel bestehen oft lokale Ursachen. Zu den häufigsten gehören akute Verletzungen, Verbrennungen, Entzündungen und Eiterungen, chronische mechanische Schädigung von außen, allergische Krankheiten wie Ekzeme, Warzen, Hühneraugen, unter Umständen auch örtliche Schuppenflechte. *(Lokale Ursachen)*

Wenn mehrere oder alle Nägel der Finger und/oder Zehen betroffen sind, kann das auf innere Ursachen hinweisen, insbesondere Durchblutungsstörungen der Hände und/oder Füße, zuweilen Stoffwechselstörungen wie Zuckerkrankheit oder schwere Mangelzustände. *(Innere Ursachen)*

Erkennt man Blutungen unter den gelockerten Nägeln, ohne daß eine blutende Verletzung vorliegt, können ernste Erkrankungen bestehen, vor allem Gerinnungsschwäche, Entzündungen am Herzen, Infektionskrankheiten wie Typhus, Fleckfieber oder *(Blutungen unter den Nägeln)*

Syphilis, selten die bösartige Leukämie. Dann muß sofort fachlich untersucht werden.
Bei regelmäßiger Nagelpflege bemerkt man die Lokkerung der Nägel frühzeitig. Zuerst sucht man dann nach lokalen Ursachen, die zum Teil (wie Hühneraugen, Warzen – s. d.) selbst behandelt werden können. Wenn sich die Nägel dadurch nicht bald wieder festigen, muß die weitere Behandlung fachlich verordnet werden.
Bei allen unklaren Ursachen oder bereits ausgefallenen Nägeln wird stets der Therapeut aufgesucht, damit gezielt behandelt werden kann.
In der Regel wachsen die ausgefallenen Nägel nach, sobald die Ursachen des Ausfalls geheilt wurden.

Krallennägel entstehen durch übermäßige Verhornung, die zur Verdickung, krallenförmiger Verkrümmung und schwärzlicher Verfärbung führt. Besonders oft tritt diese Veränderung am Nagel der großen Zehe auf, aber auch die anderen Zehennägel können betroffen sein. An den Fingernägeln beobachtet man Krallennägel relativ selten. Mit zunehmendem Alter kommt es häufiger dazu.

Krallennägel

An der großen Zehe

Ursachen

Die auffällige Nagelveränderung beruht oft auf Erbanlagen. Außerdem ist zu denken an Verletzungen am Nagel oder an der umgebenden Haut, Verletzungen von Nerven oder Durchblutungsstörungen.

Behandlung

Die Therapie richtet sich nach dem Befund der Untersuchung und wird immer fachlich durchgeführt. Erbanlagen lassen sich naturgemäß nicht beeinflussen, die dadurch entstandenen Krallennägel können nur von außen her gebessert werden.

Mykosen der Nägel

Pilzinfektionen nahmen in letzter Zeit deutlich zu, das gilt auch für Mykosen an den Nägeln. An den Fingernägeln beobachtet man sie nicht so oft; von hier aus werden die Erreger aber leicht verschleppt und gelangen durch Mund oder Nase in den Körper.

Pilzinfektionen der Zehennägel

Häufiger betreffen Mykosen die Zehennägel, denn an

den Füßen verdunstet der Schweiß nicht so gut wie an den Händen und schafft deshalb günstigere Lebensbedingungen für die Pilze. Gleichzeitig tritt die Mykose oft an der Haut um den Nagel herum auf.

Wie Pilzkrankheiten der Haut werden auch Nagelmykosen häufig durch falsche Ernährung mit zu reichlich denaturierten Kohlenhydraten (wie Süßigkeiten) begünstigt. Durch diese Kost entsteht ein günstiges Milieu für die Pilze. *Falsche Ernährung*

Ferner können falsche Nagelpflege, übermäßiges Schwitzen, zu häufiger Gebrauch von Wasser und Seife, Schuhe und Handschuhe aus Gummi oder synthetischem Material (luft-, feuchtigkeitsundurchlässig) zur Nagelmykose beitragen. Zum Teil bestehen Durchblutungsstörungen an Händen und/oder Füßen mit verminderter örtlicher Widerstandskraft gegen die Erreger. *Weitere Ursachen*

Als Warnzeichen beobachtet man in der Regel gelblich, rötlich, teils auch schwärzlich verfärbte Nägel, die verdickt sind und fasrig wirken. Bei den verursachenden Pilzen stehen die im Vordergrund, die auch zu Mykosen der Haut (s. S. 86 ff.) führen. *Warnzeichen*

Zur Vorbeugung von Nagelmykosen gelten im Grunde die gleichen Maßnahmen, die auch Fußpilz und andere Hautmykosen vermeiden. *Vorbeugung*

Therapeutisch richtet man mit Homöopathie und anderen Naturheilverfahren allein meist wenig aus. Allerdings kann die individuell »maßgeschneiderte« Homöopathie dafür sorgen, daß sich die Widerstandsfähigkeit gegen Pilzinfektionen verbessert; deshalb kommt sie durchaus zur Basistherapie in Frage. *Behandlung*

Örtlich wendet man Antimykotika mit pilztötenden Wirkstoffen an. Am besten eignen sich die Spezialmittel, die in den Nagel eindringen, nicht nur oberflächlich wirken. Wichtig ist, daß diese Medikamente nicht sofort abgesetzt werden, wenn die Symptome der Mykose verschwunden sind. Vielmehr behandelt man noch einige Tage länger, um Rückfälle zu vermeiden. *Spezialmittel*

Ergänzt wird die äußerliche Behandlung durch streng vegetarische, rohkostreiche Ernährung ohne denatu- *Streng vegetarische, rohkostreiche Ernährung*

Antimykotika

rierte Kohlenhydrate. Wer häufiger zu Nagelmykosen neigt, sollte rohkostreiche Vollwertkost zur Vorsorge längere Zeit oder dauernd beibehalten.

Bei ausgedehnten oder hartnäckigen Nagelmykosen können Antimykotika zusätzlich innerlich angezeigt sein. Diese intern angewendeten Medikamente sind zwar nicht immer so gut verträglich wie die lokal gebrauchten, mögliche Nebenwirkungen müssen jedoch toleriert werden.

Register

A
Abhärtung 38 f.
Abszeß 77 f.
Ackerschachtelhalmtee 62, 83
Akne 28 f.
Akne, Sonderformen 130 ff.
Akne rosacea 133
Akne vulgaris 125 ff.
Akrozyanose 74
Albinismus 136
Alkohol 34
Allergene 104
allergische Hautleiden 103 ff.
Alopecia areata 148
Altersflecken 140
Alters-Pemphigus 117
Alterswarzen 98
Antimykotika 161 f.
Antischuppen-Haarwasser 52
Armbäder 39
Arnikasalbe 59
Arzneiexanthem 113 f.
Arzneiexanthem, fixes 113
Arzneimittel, unverträgliche 113
Ausscheidungsfunktionen 22
Ausschlag 104 ff.
Autoimmunkrankheiten der Haut 114 ff.

B
Baldrian 123
Balggeschwulst 132
Ballaststoffe 38
Bartflechte 79 f.
Basaliom 144
Behaarung, übermäßige 151 ff.
Bewegungsprogramm 39 f.

Bindegewebe 11
Bindegewebsgeschwülste 141
Biotin 36
Birke 127
Blasensucht 116
Bluterguß 57
Blutgefäße 25
Blutschwamm 76
Blutvergiftung 77, 93, 111, 157
Bohnenschalen 127
Bowen-Krankheit 143
Brandblasen 59
Brennessel 68, 127
Bromakne 131

C
Candida albicans 86
Creme 45
Crememaske 47

D
Darmflora 68, 105
Dauerlauf 41
Dekubitus 62
Deos 46
Depilation 153
Dermatitis herpetiformis 115
Desensibilisierung 104
Dornwarzen 98
Druckgeschwüre 62
Druckverband 56
Duftdrüsen 17
Durchblutungsstörungen der Haut 74 ff.
Dusche, kalte 39
Dusche, wechselwarme 38

E
Echinacea 80, 97
Eichenrindentee 121, 122
Eigenbluttherapie 105
Eiweiß, pflanzliches 32
Eiweiß, tierisches 32
Eiweißbedarf 32
Ekzem 107 f.
Ekzem, dishydrotisches 121
Ekzem, endogenes 65
Ekzem, mikrobielles 107
Ekzem, seborrhoisches 124
Elektro-Epilation 154

Register

Embolie 75
Emulgatoren 45
Entfärbung der Haut 136 f.
Enzymsalben 97
Epidermolysis bullosa atrophicus 70
Epidermolysis bullosa dystrophicans 70
Epidermolysis bullosa hereditaria 70
Epidermolysis bullosa simplex 70
Epilation 154
Epithelgewebe 11
Erbgrind 91
Erblassen 28
Erfrierung 60
Ernährung vollwertige 30 ff.
Erröten 28
Erstverschlimmerung 127
Erythem 71
Erythema exsudativa 71
Erythema nodosum 71
Erythrasma 90
Erythrozyanosis puellarum 74

F
Falten 15
Faulecken 81
Feigwarzen 99
Feinknötchenflechte 108
Fettbedarf 32
Fettgeschwülste 141 f.
Fettsäuren, hochungesättigte 37
Feuermal 76
Fibrom 141
Fieber 16, 82, 83
Fingerabdruck 13
Fischschuppenkrankheit 69
Flachwarzen 98
Flechten 108 f.
Fremdkörper in einer Wunde 56
Frostbeulen 60
Frühjahrsdermatose 109
Furunkel 79
Fußbäder 39
Fußmykose 87 ff.
Fußpilz 87 ff.
Fußschweiß 121

G
Gehen 41
Geschwülste der Haut 140 ff.

Gesichtswasser 45
Gesundheitsvorsorge 30
Getränke 33 f.
Glatze 147, 149
Glatzenbildung 52
Grützbeutel 132
Gürtelrose 96 ff.
Gymnastik 39, 40

H
Haar, fettiges 50
Haar, normales 59
Haar, schuppendes 51 f.
Haar, trockenes 51
Haarausfall 51 f., 147 ff.
Haarausfall, kreisrunder 148, 150
Haarausfall, vermehrter 147 ff.
Haarbalgentzündung 78
Haare 18 f.
Haare, Ergrauen 18
Haare, Wachstum 19
Haarfarbe 18
Haarkrankheiten 146 ff.
Haarpflege 49 ff.
Haarwasser 50, 51
Haarwurzel 19
Handmykose 89
Harnstoff 109, 139
Haut 11 ff.
Haut, Alterung 15
Haut, Aufgaben 21 ff.
Haut, Bräunung 14
Haut, fettige 21, 48
Haut, normale 20, 46
Haut, Schichten 12 ff.
Haut, trockene 21, 47
Hautentfärbung 126 f.
Hautfarbe 14
Hautgewebe 11 f.
Hauthorn 139 f.
Hautkrebs 41, 59, 135, 142 ff.
Hautkrebs, Warnzeichen 143
Hautleiden, allergische 103 ff.
Hautöl 47
Hautpflege 21, 30 ff., 46 ff.
Hautreinigung 44 ff.
Hautschäden 56 ff.
Hautstruktur 15
Hauttuberkulose 84

Register

Hauttumoren 140 ff.
Hauttypen 20 f.
Hautverdickungen 143
Hautwolf 61
Hefe 37
Hefepilze 86
Hefetabletten 133
Heilerde 78, 129, 158
Herdinfektion 130
Herpes simplex 92 ff.
Herpes-simplex-Virus 92 f.
Herpes zoster 96 ff.
Heublumen 97
Heublumenauflage 78
Heublumentee 83
Histamin 104, 106
Hopfen 123
Horngeschwulst 139
Hornhaut 23
Hornhautverdickung 138
Hornschicht 14
HSV 92 f.
Hühneraugen 64
Hyposensibilisieung 104

I
Ichthyol 158
Immunfunktion 23
Infektionen durch Pilze 86 ff.
Infektionskrankheiten, bakterielle 77 ff.
Insektenstiche 111 f.
Intertrigo 61

J
Jodakne 130 f.
Johanniskraut 68
Johanniskrautöl 60

K
Kaffee 34
Kalorienbedarf 31
Kalzium 37
Kamille 97, 109
Kamillendampf 129
Kamillensalbe 57, 80, 81
Kamillentee 62, 80
Karbunkel 79
Karotine 35
Keimschicht 13

Keratoakanthom 139
Keratom 139
Keratosis follicularis epidemica 138
Keratosis pilaris 138
Kleienpilzflechte 89
Klette 109
Knoblauchsaft 61
Knollennase 133 f.
Knötchenflechte, flache 72
Knotenrose 71
Kohlenhydrate 33
Kohlenhydrate, denaturierte 33
Komedonenquetscher 129
Kontaktekzem 107
Kopfgrind 91
Kopfhaare 18
Körnerschicht 14
Körpertemperatur 16, 25
Kortison 66, 106, 116, 117, 118, 119, 153
Kosmetik, dekorative 53 f.
Krallennägel 160
Krampfadern 75
Krause-Endkolben 25
Krebsrisiko 140
Krebswarnzeichen 135, 140, 152
Kupferrose 133

L
Leberflecken 134
Lederhaut 13
Leukoplakie 143
Lichen 72
Lichen pilaris 72
Lichen ruber 108
Lichen ruber planus 72 f.
Lichen sclerosus et atrophicus 108
Lichen simplex chronicus 108
Licheninfikation 108
Lichtallergien 109 f.
Lichtschutzfaktor 43
Lipom 141 f.
Löffelnägel 155
Löwenzahn 68, 128
Lupus erythematodes 117
Lupus erythematodes, chronischer diskoider 118
Lupus erythematodes, systemischer 117
Lupus vulgaris 84

Register

M
Magnesium 37
Malassezia furfur 90
Mandelkleie 128
Mariendistel 128
Masern 101 ff.
Masern-Hyperimmunglobulin 102
Meerrettichscheiben 111
Meissner-Tastkörperchen 26
Melanin 14, 18, 23
Melanom 145 f.
Melisse 94
Melissengeist 111
mikrobielles Ekzem 107
Mikrosporie der Kopfhaut 91 f.
Mikrosporon audounini 91
Mikrosporum minotissimum 90
Milchsäure 63, 64, 99, 139
Milchschorf 65
Mineralstoffe 37
Mineralwasser 34
Mischhaut 21, 48
Mitesser 126
Muttermal 134 f.
Muttermale, behaarte 152
Mykosen 86

N
Nachtcreme 47
Nägel 19 f.
Nägel, Formveränderungen 155
Nägel, Längsrillen, ausgeprägte 155
Nägel, Querrillen 155
Nägel, schwärzliche Verfärbungen 155
Nagel, Wachstum 20
Nägel, weiße Flecken 155
Nägel, weißliche Querstreifen 155
Nagelausfall 159 f.
Nagelbetteiterung 157 ff.
Nagelbettentzündung 156 ff.
Nagelfeile 53
Nagelmykosen 160 ff.
Nagelpflege 53
Nagelschere 53
Nagelveränderungen 154 ff.
Narbenwucherung 58
Nervenschmerzen 97
Nesselsucht 106
Neurodermitis 65 f.

Nikotinsäure 35

O
Oberhaut 13
Öle, hydrophile 45

P
Paget-Krankheit 143
Pantothensäure 36
Papillen 13
Pemphigoid 117
Pemphigus 116
Pemphigus vulgaris 116
photoallergische Reaktionen 109 f.
photoanaphylaktische Symptome 109
phototoxische Hautreaktionen 110
Pigmentkörnchen 13, 14
Pilzinfektionen 86 ff.
Pilzinfektionen der Zehennägel 160 f.
Pityriasis alba 90
Präkanzerosen 143
Provitamin A 35
Psoriasis 66 ff.
psychische Störungen 27
Pubertät 125 f.
Pubertätsakne 125 ff.
PUVA-Therapie 73

Q
Quetschungen 58
Quincke-Ödem 112

R
Radfahren 41
Raynaud-Krankheit 75
Regenerationscreme 47
Rillen in Nägeln 154 f.
Ringelblume 109
Ringelblumensalbe 57, 99
Rohkost 33, 66, 68, 98, 101, 103, 106, 125, 127, 161
Röteln 100 f.
Rötung der Wunde 57

S
Säfte 34
Salbeitee 122
Salbeitropfen 121, 122
Salizylsäure 63, 64, 99, 109, 128, 139

Salmiakgeist 111
Säuberung, porentiefe 45
Säufernase 133
Säureschutz 24
Schälmittel 128
Scharlach 82f.
Scheibenrose 71
Schmerz 27
Schmerzsinn 26
Schmerztherapie 97
Schmetterlings-Erythem 117
Schmetterlingsflechte 117f.
Schmirgelmittel 128
Schmutzgeschwür 80
Schöllkraut 99
Schuppen 51f.
Schuppenflechte 66ff.
Schutzfunktion 23
Schwangerschaft 95, 100, 147
Schwefel 125, 127, 128, 150
Schwefelcreme 48
Schweiß 16
Schweißdrüsen 16, 120f.
Schweißekzem 121
Schweißgeruch 46
Schwielen 23, 63
Schwimmen 41
Schwitzen, seelisch-nervöses 122f.
Schwitzen, vermehrtes 120ff.
Sclerodermia circumscripta 119f.
Seborrhö 124
Seelenleben 27ff.
Seesand 128
Seife 44, 122, 125
Sinnesfunktionen 25f.
Skilanglauf 41
Sklerodermie 118ff.
Sklerodermie, progressive systemische 119
Skrofuloderm 84
Solarium 42
Sommersprossen 135f.
Sonnenbäder 41ff.
Sonnenbäder, übertriebene 140, 146
Sonnenbrand 42, 59
Sonnenlicht 42
Speicherfunktionen 25
Spinaliom 144f.
Sport 39, 40
Spreitmittel 49

Spurenelemente 37
Stachelwarzen 98
Stachelzellenschicht 14
Staubakne 132
Strahlenschutz 23
Streß 125
Suchkost 105
Syndets 44f., 122, 124

T
Talg 17
Talgabsonderung, übermäßige 124
Talgdrüsen 17, 19
Talgdrüsen, Überfunktion 123ff.
Tastsinn 26
Tee 34
Teerakne 131
Temperaturempfindung 26
Temperatursinn 25
Thrombose 75
Thuja 99
Tinea capitis favosa 91
Tinea pedis 87
T-Lymphozyten 24
Trichophytie 89
Trockenshampoo 50
Trommelschlegelfinger 156
Tuberculosis cutis colliquativa 84
Tuberculosis cutis luposa 84
Tuberculosis cutis miliaris 85
Tuberculosis cutis primaria 85
Tuberculosis cutis ulcerosa 85
Tuberculosis cutis verrucosa 85

U
Überbehaarung 151ff.
Überbehaarung, abnorme 152
Überbehaarung, irritative 152
Übergewicht 31
Uhrglasnägel 155
Unterhaut 12
Unterkühlung 60
UV-Bestrahlungen 128
UV-Strahlen 42

V
Varicella-zoster-Virus 94f.
Vaseline 45
Vater-Paccini-Tastkörperchen 26

Register

venöse Durchblutung, Störungen 75
Verbrennungen 58f.
Verdickungen der Haut 143
Virusinfektionen der Haut 92ff.
Vitalstoffe 34ff.
Vitamin A 35
Vitamin-A-Säure 128
Vitamin B1 35
Vitamin E 36
Vitamine 34ff.
Vollwertkost 66, 68, 106, 127, 150

W
Walnußblätter 109
Warzen 98
Waschcreme 45
Wassertreten 122
Wechselfußbad 61
Weißfleckenkrankheit 136
Weißschwielenkrankheit 143
Weizenkleie 50

Wiesendermatitis 110
Windeldermatitis 61
Windpocken 94ff.
Wolf 61
Wunde, offene 56f.
Wunde, Rötung 57
Wunde, Wärme- und Klopfgefühl 57
Wunden, schlecht heilende 143
Wundliegen 62
Wundrose 83f.

Z
Zehennägel, Pilzinfektionen 160f.
Zink 37
Zinkpuder 62
Zinksalbe 57, 80, 81,
Zöliakie 115
Zugsalben 78
Zwiebelsaft 61
Zwiebelscheiben 111
Zwischenzellsubstanz 12

Meine eigenen Erfahrungen

Meine eigenen Erfahrungen

Meine eigenen Erfahrungen

Natur hilft heilen

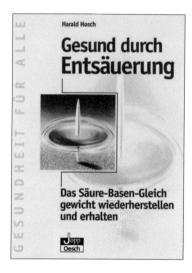

Harald Hosch

Gesund durch Entsäuerung

Das Säure-Basen-Gleichgewicht wiederherstellen und erhalten

20. Auflage
167 Seiten
Abbildungen
ISBN 3-0350-5023-6

Stoffwechselerkrankungen nehmen rasant zu, je hektischer die Zeiten werden, je stärker unsere Psyche unter Druck steht, je weniger wir uns die Mühe machen, uns ausgewogen zu ernähren, je seltener wir uns bewegen. Der Körper reagiert »sauer«, der Mensch wird krank.

Der erfahrene Heilpraktiker Dr. Harald Hosch informiert in diesem Standardwerk leicht verständlich, aber umfassend. Er zeigt auf, wie wenig wir eigentlich tun müssen, aber wieviel notwendig ist, um den Körper im natürlichen Gleichgewicht zu halten.

Jopp Verlag bei Oesch
Jungholzstraße 28, 8050 Zürich
Telefax 0041-1/305 70 66
E-Mail: info@oeschverlag.ch
www.joppverlag.ch

Bitte verlangen Sie unser Verlagsverzeichnis direkt beim Verlag. Postkarte genügt!
Alle Bücher von Jopp/Oesch erhalten Sie in Ihrer Buchhandlung

Natur hilft heilen

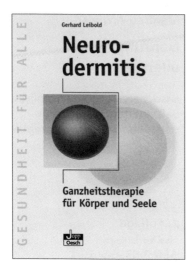

Gerhard Leibold

Neurodermitis

Ganzheitstherapie
für Körper und Seele

3. Auflage
139 Seiten
ISBN 3-0350-5010-4

Der erfahrene Heilpraktiker geht davon aus, daß Neurodermitis keine unheilbare Krankheit ist, sondern durch umfassende ganzheitliche Behandlung, die auf Körper und Geist ausgerichtet ist, ausgeheilt werden kann. Ein profunder Ratgeber für Menschen, die unter der Krankheit leiden und sie endlich überwinden möchten.

Jopp Verlag bei Oesch
Jungholzstraße 28, 8050 Zürich
Telefax 0041-1/305 70 66
E-Mail: info@oeschverlag.ch
www.joppverlag.ch

Bitte verlangen Sie unser Verlagsverzeichnis
direkt beim Verlag. Postkarte genügt!
Alle Bücher von Jopp/Oesch erhalten Sie in Ihrer Buchhandlung

Natur hilft heilen

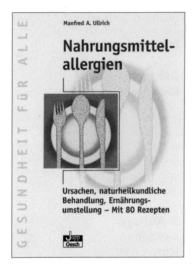

Manfred A. Ullrich

Nahrungsmittelallergien

Ursachen, naturheilkundliche Behandlung, Ernährungsumstellung – Mit 80 Rezepten

2. Auflage
185 Seiten
ISBN 3-0350-5020-1

Der Autor zeigt in diesem Buch Wege auf, die Allergene genau zu ermitteln und zu behandeln. Damit ist er erstmals auch in der Lage, viele chronische Erkrankungen erfolgreich zu therapieren. Er differenziert genau zwischen symptomatischer und ursächlicher Therapie sowie zwischen Heilung und Linderung.

Jopp Verlag bei Oesch
Jungholzstraße 28, 8050 Zürich
Telefax 0041-1/305 70 66
E-Mail: info@oeschverlag.ch
www.joppverlag.ch

Bitte verlangen Sie unser Verlagsverzeichnis direkt beim Verlag. Postkarte genügt!
Alle Bücher von Jopp/Oesch erhalten Sie in Ihrer Buchhandlung

Natur hilft heilen

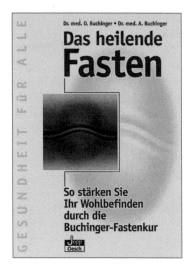

Dr. med. O. Buchinger
Dr. med. A. Buchinger

Das heilende Fasten
So stärken Sie
Ihr Wohlbefinden
durch die
Buchinger-Fastenkur

15. Auflage
136 Seiten, zweifarbig,
Abbildungen
ISBN 3-0350-5015-5

Heilfasten ist das älteste und natürlichste aller Heilverfahren. Die leitenden Ärzte der Buchinger-Klinik in Bad Pyrmont schildern kompetent, wie das berühmte Buchinger-Heilfasten eine tiefgreifende Umstimmung im Organismus hervorruft, den Körper entschlackt und die Lebensfreude fördert.

Jopp Verlag bei Oesch
Jungholzstraße 28, 8050 Zürich
Telefax 0041-1/305 70 66
E-Mail: info@oeschverlag.ch
www.joppverlag.ch

Bitte verlangen Sie unser Verlagsverzeichnis
direkt beim Verlag. Postkarte genügt!
Alle Bücher von Jopp/Oesch erhalten Sie in Ihrer Buchhandlung